Sexualität ist mehr

Eine Unterrichtsreihe zum Thema Sexualität
von
Dorothea Assig, Michael Baurmann, Ralf Dose,
Horst Kirchmeier, Eckehard Kunz
für die Sekundarstufe

Jugenddienst-Verlag

2. Auflage 1979
© Jugenddienst-Verlag, Wuppertal 1976
Alle Rechte ausdrücklich vorbehalten
Umschlag: Bodenmiller/Winkelschmidt
Satz und Druck: Küster-Pressedruck, 4800 Bielefeld 11
Buchbinderei: Klemme + Bleimund
ISBN: 3 7795 7603 1

Inhalt

Die folgende Numerierung der Gliederung bezieht sich auf die jeweilige Unterrichtsstunde, d. h., die Gliederungspunkte 2, 2.1, 2.2, 2.3 und 2.4 beziehen sich auf die zweite Unterrichtsstunde usw. Diese Numerierung ist besonders für die Stunden zwei bis vier eine Hilfe.

Vorwort	7
Die Sexualnorm	9
Eckehard Kunz	
1. Was denken Eltern und Umwelt über Sexualität?	10
1.1 Inhalt und Hintergrund	10
1.2 Voraussetzungen für den Unterricht	11
1.3 Unterrichtsziele	12
1.4 Geplanter Unterrichtsverlauf	13
Sexualität ist mehr	14
Horst Kirchmeier	
2. bis 4. Sexualität ist mehr – Sexualität ist für alle	15
2.1 Inhalt und Hintergrund (2.1, 3.1 und 4.1)	15
2.1.1 Was ist Sexualität?	15
2.1.2 Die Sexualität des Kindes	16
2.1.3 Der erweiterte Sexualitätsbegriff	17
2.2 Voraussetzungen für die Unterrichtsstunden 2, 3 und 4 (2.2, 3.2 und 4.2)	18
2.3 Unterrichtsziele für die 2. Unterrichtsstunde	19
3.3 Unterrichtsziele für die 3. Unterrichtsstunde	19
4.3 Unterrichtsziele für die 4. Unterrichtsstunde	19
2.4 Geplanter Unterrichtsverlauf für die 2. Stunde	20
3.4 Geplanter Unterrichtsverlauf für die 3. Stunde	21
4.4 Geplanter Unterrichtsverlauf für die 4. Stunde	22
2.5 Spielanweisungen	23
Ralf Dose	
5. Was gehört alles zur Sexualität?	24
5.1 Inhalt und Hintergrund	24
5.2 Voraussetzungen für den Unterricht	25
5.3 Unterrichtsziele	26
5.4 Geplanter Unterrichtsverlauf	27
Die Geschlechtsrolle	28
Dorothea Assig/Michael C. Baurmann	
6. Was ist eine Geschlechtsrolle?	29

6.1	Inhalt und Hintergrund	29
6.1.1	Arbeitsteilung	29
6.1.2	Folgen der Arbeitsteilung für die Frau	29
6.1.3	Folgen der Arbeitsteilung für den Mann	30
6.1.4	Rollenverhalten in der Sexualität	31
6.1.5	Frauenfeindlichkeit und Selbsthaß	32
6.2	Voraussetzungen für den Unterricht	33
6.3	Unterrichtsziele	34
6.4	Geplanter Unterrichtsverlauf	35

Dorothea Assig/Michael C. Baurmann
7. Geschlechtsrollen sind erlernt 36

7.1	Inhalt und Hintergrund	36
7.1.1	Wie werden die Geschlechtsrollen erlernt?	36
7.1.2	Der Normalitätsbegriff	37
7.1.3	Negative Auswirkungen der Rollenverteilung	38
7.2	Voraussetzungen für den Unterricht	39
7.3	Unterrichtsziele	39
7.4	Geplanter Unterrichtsverlauf	40
7.5	Vorschlagsliste für den Unterrichtsverlauf	42

Homosexualität und der erweiterte Sexualitätsbegriff 43

Dorothea Assig/Michael C. Baurmann
8. Ein Jugendlicher merkt, daß er schwule Wünsche hat 44

8.1	Inhalt und Hintergrund	44
8.1.1	Homosexuelles Coming out	44
8.1.2	Verführung	47
8.1.2.1	Verführungsdiskussion als Beispiel der Frauenunterdrückung	48
8.1.2.2	Ergebnisse zur männlich-homosexuellen Verführung	49
8.1.3	Sündenbockfunktion der Homosexuellen	50
8.2	Voraussetzungen für den Unterricht	51
8.3	Unterrichtsziele	51
8.4	Geplanter Unterrichtsverlauf	52

Eckehard Kunz
9. Die homosexuelle Subkultur 53

9.1	Inhalt und Hintergrund	53
9.2	Voraussetzungen für den Unterricht	54
9.3	Unterrichtsziele	55
9.4	Geplanter Unterrichtsverlauf	56

Ralf Dose
10. Schwulenemanzipation 57

10.1	Inhalt und Hintergrund	57
10.2	Voraussetzungen für den Unterricht	62
10.3	Unterrichtsziele	62
10.4	Geplanter Unterrichtsverlauf	60

Anhang
Arbeitsmaterialien für den Unterricht

Für die 1. Unterrichtsstunde:
Eckehard Kunz: Was hat Frau Pohl im Zimmer ihres Sohnes
Klaus gesehen?   63

Für die 2. Unterrichtsstunde:
Horst Kirchmeier: Skandal in Wien   63
Bild von Sigmund Freud und Lebensdaten   65
Arbeitsbogen zu: Skandal in Wien   67

Für die 3. Unterrichtsstunde:
Horst Kirchmeier: Franz und Leopold machen eine Bergtour   68

Für die 4. Unterrichtsstunde:
Arbeitsbogen: Was gehört alles zur Sexualität?   69
Horst Kirchmeier: Nach der Schule   70
Arbeitsbogen zu: Nach der Schule   72

Für die 5. Unterrichtsstunde:
Arbeitsbogen: Körperteile, die sexuell attraktiv sind   73
Arbeitsbogen: Welche Aussagen sind sexuell?   73

Für die 6. Unterrichtsstunde:
Anleitung zum Gebrauch des Polaritätenprofils   74
Arbeitsbogen: Polaritätenprofil zu „Könnte ich ... werden?"   75
„Mädchenlied" (Noten und Text)   76
Statistisches Material über „Frauen im Beruf"   77

Für die 7. Unterrichtsstunde:
Zwei Bilder zur Demonstration der erlernten Geschlechtsrolle   79

Für die 8. Unterrichtsstunde:
Bild eines männlich-homosexuellen Paares   80
Bild eines weiblich-homosexuellen Paares   81

Für die 9. Unterrichtsstunde:
Einleitender Text für die Gruppenarbeit   82
Eckehard Kunz: Ich heiße Joachim und bin 18 Jahre alt   82
Bild von der „Klappensexualität"   83
Beispiele von Kontaktanzeigen   84

Für die 10. Unterrichtsstunde:
Pressematerial zum Prozeß gegen Lesbierinnen   85
Pressematerial: „Peinlich: Fernsehstar Jason King wurde mit
einem jungen Mann ertappt!"   86
Adressen autonomer Frauengruppen im deutschsprachigen Raum   87
Adressen von Schwulengruppen in der BRD und Westberlin   89
Pressematerial: „Demonstration für homosexuellen Lehrer im Rathaus"   91
Bild von Demonstration für entlassenen schwulen Lehrer   92

Vorwort

Dieser Unterrichtsentwurf besteht aus:

– Informationen und Arbeitsmaterial
– zehn durchgearbeiteten Unterrichtsstunden.

Die vorgeschlagenen Unterrichtsstunden sind für die Arbeit mit Jugendlichen ab etwa 12 Jahren konzipiert. Information und Arbeitsmaterial eignen sich separat für den Gebrauch durch ältere Jugendliche.

Es gibt bisher keinen Entwurf, der Homosexualität als gleichwertige Sexualität bejaht. Im Laufe unserer Arbeit wurde uns klar, daß Homo- und Heterosexualität keine besonderen Sexualitätsformen sind. Sie gehören beide zur einen Sexualität des Menschen.

Dorothea Assig
Michael C. Baurmann
Ralf Dose
Horst Kirchmeier
Eckehard Kunz

P.S.: Wir freuen uns über Anregungen, Kritik und Erfahrungsberichte. Sie erreichen uns über den Verlag oder über Michael C. Baurmann, An der Bruchspitze 47, 6500 Mainz 1.

Die Sexualnorm

Foto: H. J. Kuhn

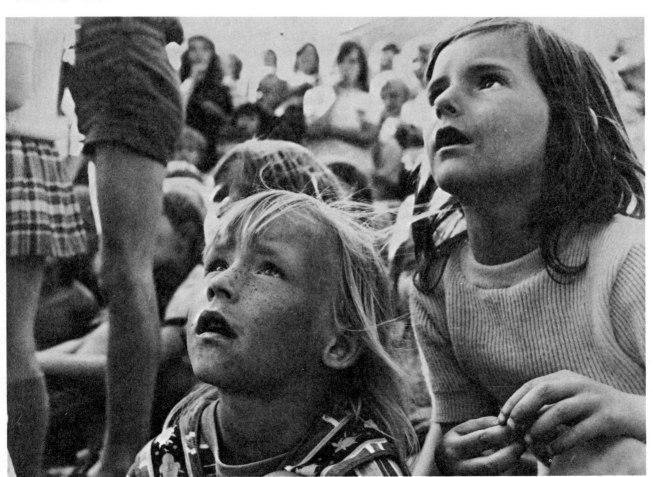

Eckehard Kunz
1. Was denken Eltern und Umwelt über Sexualität?

1.1 Inhalt und Hintergrund

In der Sexualerziehung wirken sich Normen aus. Diese Normen haben sich in einem langen Entwicklungsprozeß herausgebildet und sind dabei gesellschaftlichen Einflüssen ausgesetzt gewesen. In der Geschichte unserer Gesellschaft wurde die Sexualität mehr und mehr als Mittel zur Herrschaftssicherung mißbraucht. Diese Herrschaftssicherung geschieht durch Unterdrückung, durch Verstümmelung des Menschen. Was die Sexualität anbelangt, so geschieht diese Unterdrückung auf zweifache Weise:

— auf dem Weg der direkten Unterdrückung, durch Verbote, Tabuisierungen und einengende Moralvorschriften. Konsumaufschub und Konsumverzicht brachten der Oberschicht Vorteile, Profite. Deshalb mußte von der Unterschicht der Konsumaufschub und Konsumverzicht verinnerlicht werden. Im sexuellen Bereich konnte sie Verzicht gut lernen. Die Sexualität mußte nach getaner Arbeit, sonntags oder zumindest nach Feierabend geschehen, gleichsam als eine Art Belohnung. Die Sexualität ist also von der Arbeit getrennt worden; dennoch aber ist sie nur durch Arbeit zu erreichen. Wer nicht arbeitet, wie z. B. Kinder und alte Leute, hat keinen Anspruch auf sie. So entstand ihr Belohnungscharakter. Dabei wird die Sexualität selbst zum Arbeitsvorgang erniedrigt. Sie wird so wie die Arbeit: niedrig, schmutzig, mechanisch und nach Leistungskategorien gemessen, die dem Wesen der Lust fremd sind;

— auf dem Weg der indirekten Unterdrückung oder, wie Marcuse das fachsprachlich nennt, der „repressiven Entsublimierung"(1). „Diese Einschränkungen und Unterdrückungen sind nicht das Werk des Kapitalismus allein. Allerdings hat der Kapitalismus bestimmte Formen der sexuellen Unterdrückung erst im weltgeschichtlichen Ausmaß produziert und auf die Spitze getrieben."(2) Am krassesten ist das im Faschismus geschehen. Da aber im Spätkapitalismus die Produktion, der Konsum Profit bringt, muß produziert, muß konsumiert werden. Die Werbung tritt auf den Plan, Bedürfnisse werden künstlich geschaffen. „Im Spätkapitalismus wird nun das Prinzip des Konsumverzichts im Sinne der Herrschaftssicherung gelockert."(3) Das heißt: Die Leute müssen lernen, in einer ganz bestimmten Weise zu konsumieren, nämlich so, wie es für das Wirtschaftssystem am günstigsten ist. Je uneinsichtiger die Produktions- und Konsumtionsweise des Kapitalismus wird, „desto subtiler und undurchsichtiger muß der Zwang werden, so und nicht anders zu produzieren, desto selbstverständlicher muß der Zusammenhang von Produktionsweise und übriger Lebensweise für die einzelnen Individuen dargestellt werden. Das heißt für die Sexualität: Die Freiheiten müssen größer werden".(4) Das aber ist keine Befreiung, sondern eine neue getarnte Form der Unterdrückung. Beate-Uhse-Freiheiten, amerikanischer Partnertausch, unreflektierte Promiskuität zerstören Ichstärke und Sublimierungsfähigkeit des Menschen genauso wie direkte Unterdrückung durch Verbot und Verzicht(5).

Da die Versorgung und Erziehung der Kinder weitgehend in der Familie geschehen, ist die Sexualität primär an die Ehe gebunden. Sie ist ihre Voraussetzung. Im Grunde erscheint Sexualität hier als suspekte, unanständige Sache, die, wenn nicht hinreichend kontrolliert und kanalisiert, die notwendige Anpassung an unsere gesellschaftlichen Verhältnisse schwer beeinträchtigt, wenn nicht gar verhindert. In der ehelichen Form ist die Sexualität gesellschaftlich akzeptabel und legitimiert. Außerdem wird sie auf diese Weise in den privaten Lebensbereich abgedrängt, über den öffentlich nicht geredet werden muß.

An der Sanktionierung der geltenden Normen, die die Sexualität entsprechend den gesellschaftlichen Grundbedingungen prägen, ist die kirchliche Ethik entscheidend beteiligt gewesen. Wir haben es noch heute mit den Nachwirkungen zu tun. Mit ihren schöpfungstheologisch begründeten Prinzipien von der Zeugungsfunktion der Sexualität und von der Ausschließlichkeit der Ehe hat sie die geltenden Normen metaphysisch, d. h. mit höchster Autorität, abgesichert.

Die Unterscheidung des „Natürlichen" vom „Abnormen" hat eine Wurzel in der christlichen Schöpfungsethik. Sie hat den Zweck, erwünschte Verhaltensformen, wie z. B. die „natürliche Liebesbeziehung zwischen Mann und Frau" oder die „Natürlichkeit der Frau", auf Naturgegebenheiten zurückzuführen und abweichendes Verhalten als „widernatürlich" zu disqualifizieren. Dazu gehört alles, was über den „normalen" Geschlechtsakt hinausgeht, orale und anale Praktiken ebenso wie die Homosexualität.

Die Überzeugungskraft der theologischen Begründungen ist schwächer geworden, ohne daß damit der Gebotscharakter der Normen an Bedeutung verloren hätte.

Bei der Sexualerziehung spielt die eigene Erziehung der Eltern eine entscheidende Rolle. Wenn sie ihre Auffassung von Sexualität weitergeben, die auf der Unterscheidung von schmutzig und sauber gründet, so ist das keine individuelle Schuldfrage, sondern ein gesellschaftliches Problem. Auf neue sexuelle Verhaltensformen reagieren die Eltern mit Angst und Unsicherheit, weil sie nicht verstehen können, daß erlaubt sein sollte, was sie selbst nicht durften. Nicht zuletzt werden aber auch die Frustrationen des eigenen, oft nicht ausgeglichenen Sexuallebens Auswirkungen auf die Sexualerziehung haben.

Zwischen einer autoritär praktizierten, repressiven Sexualerziehung und einer „Unterdrückung mit Verständnis"(6), wie sie häufig in der Mittelschicht anzutreffen ist, besteht keine so große Differenz. Selbst eine liberale Sexualerziehung, die mehr erlaubt, hält fest an der Unterscheidung zwischen normal und abnorm, nur mit dem Hintergedanken, daß das Unanständige für die seine Verlockung verliert, die es ausprobiert haben.

Empfohlene Literatur:
Kentler, Helmut: Sexualerziehung. (Rowohlt-Taschenbuch) Reinbek 1974[6]
Reich, Wilhelm: Die sexuelle Revolution. (Fischer) Frankfurt (M.) 1974[4]
Reiche, Reimut: Sexualität und Klassenkampf. (Fischer) Frankfurt (M.) 1968
Kerscher, Karl-Heinz Ignatz: Erziehung und Sexualität. Zu den Grundlagen einer emanzipatorischen Sexualpädagogik. (edition 2000, Achenbach-Verlag) Gießen 1974

1.2 Voraussetzungen für den Unterricht

Die Unterrichtsreihe kann nicht am Nullpunkt ansetzen. Wenn sie beginnt, haben schon andere Erziehungsfaktoren die Einstellungen der Jugendlichen zur Sexualität entscheidend geprägt. Dazu gehört nicht nur das Elternhaus, sondern auch die von der weiteren Umwelt vermittelte traditionelle Sexualmoral, in der auf die strenge Unterscheidung von sauberer und schmutziger Sexualität geachtet wird. In den Massenmedien bekommen sie Information und Anschauung und untereinander durch Gespräche. Schließlich muß davon ausgegangen werden, daß die Jugendlichen eigene sexuelle Erfahrungen gemacht haben.

Mit den Einstellungen der Jugendlichen zur Sexualität werden die Erziehungsnormen der Eltern und der gesellschaftlichen Umwelt erfragt. Es gehört zu den Absichten dieser ersten Stunde, die üblichen Unterscheidungen von „normal" und „nicht normal", „anständig" und „unanständig" in Frage zu stellen und den Prozeß des

Nachdenkens und der Neugier in Gang zu bringen. Die Stunde sollte nicht auf Bestätigung der von den Jugendlichen vertretenen elterlichen Wertvorstellungen hinauslaufen.

1.3
Unterrichtsziele

– Die Jugendlichen sollen zu ihren Einstellungen bezüglich der Sexualität provoziert werden.

– Diese Einstellungen sollen geäußert werden.

– Die Jugendlichen sollen mit neuen Einstellungen konfrontiert werden.

1.4 Geplanter Unterrichtsverlauf

Phase	Stoff	Lernorganisation	Didaktischer Kommentar
1.	Die Ergänzungsgeschichte wird vorgetragen (s. S. 63). Die Jugendlichen bekommen die Aufgabe, herauszufinden, was in dem Zimmer zu sehen war.	Darbietung durch den Unterrichtenden. Einzelarbeit (Aufschreiben).	Die Jungenrolle ist auszutauschen gegen die eines Mädchens.
2.	Die Ergebnisse werden vorgetragen und diskutiert. Trifft der Ausruf „Schweinerei" wirklich zu?	Die Jugendlichen lesen vor (freiwillig). Freies Unterrichtsgespräch mit Impulsen des Unterrichtenden.	Die bewußt auf die sexuelle Sphäre zielenden Ergänzungen werden herausgegriffen. An ihnen sollen die Wertungen des Sexuellen verdeutlicht werden. Der Impuls der/des Unterrichtenden hat den Zweck, das richtig „Anstößige" ins Gespräch zu bringen (falls es nicht von selbst kommt).
3.	Die Geschichte wird von den Schülern ergänzt: Was haben Herr und Frau Pohl getan, nachdem sie die „Schweinerei" entdeckt haben?	Gruppenarbeit und Berichte aus den Gruppen. Lehrergespräch mit Impulsen des Unterrichtenden.	Reaktionsmöglichkeiten der Eltern werden je nach Erfahrungshorizont der Jugendlichen erörtert. – Bestrafung – Ausschimpfen – Benachrichtigung der Eltern des anderen Jugendlichen Die Schüler lernen, verschiedene Reaktionsweisen zu unterscheiden und nach ihren Auswirkungen zu bewerten. Sie werden mit einer möglicherweise ungewohnten Reaktion konfrontiert und zum Nachfragen gebracht.

Sexualität ist mehr

Foto: H. J. Kuhn

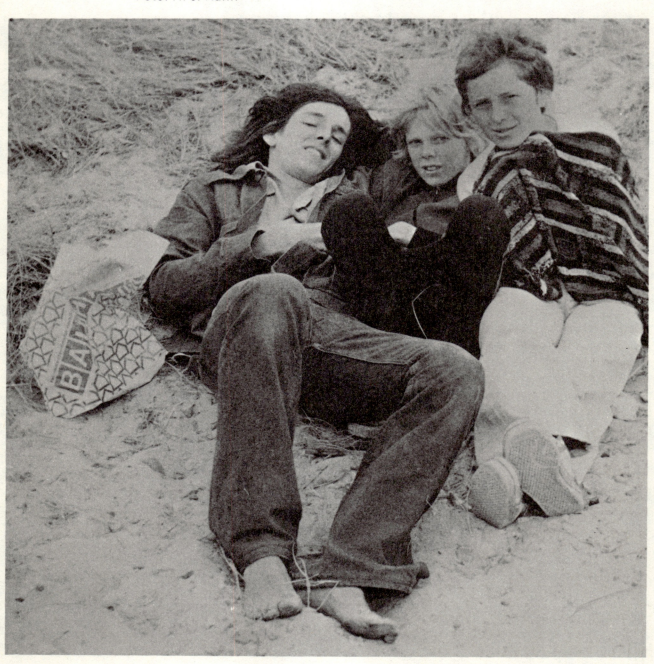

Horst Kirchmeier
2. bis 4. Sexualität ist mehr – Sexualität ist für alle

2.1.1 Was ist Sexualität?

**2.1
Inhalt und Hintergrund (2.1, 3.1 und 4.1 gilt für die Unterrichtsstunden 2, 3 und 4)**

Sexualität ist im „normalen" Sprachgebrauch identisch mit Genitalsexualität. Diese Sexualität ist aber in der Wertung vieler Menschen nicht ohne weiteres eine schöne und gute Sache, sondern nur unter bestimmten Bedingungen. Einige davon sind: verschiedengeschlechtliche (heterosexuelle) Beziehungen, einziger Partner, einzige Partnerin, kein allzu großer Altersunterschied, eheähnliches Zusammenleben, Annahme der festen Geschlechtsrollen.

Da seit Freud aber die Sexualität jene große dunkle Macht ist, die hinter all unseren Handlungen, Verhaltensweisen und angenommenen Rollen verborgen und für einen selbst oft nicht durchschaubar vorhanden ist, ist Sexualität oft mit Angst und Aversion besetzt. Vielfach ist auch der populärwissenschaftliche Gebrauch des Begriffs eine Methode, die Angst vor dem Konkret-Inhaltlichen abzuwehren oder zu verstecken. (Vergleiche den Gebrauch von wissenschaftlichen Fremdwörtern für Bezeichnungen von Geschlechtsteilen und sexuellen Interaktionen.)

Die eingangs erwähnte Verengung des Begriffs „Sexualität" auf Genitalsexualität ließ in den letzten fünfzig Jahren eine Skala differenzierender Begriffe entstehen: Homoerotik, Homophilie, Homotropie, Pädophilie, Päderastie usw. Begriffe wie „Heteroerotik", „Heterophilie" gibt es praktisch nicht. Warum?

Ein mir bekannter im ganzen fortschrittlicher Pfarrer hat folgenden Sprachgebrauch: Wenn er von intimen Beziehungen zwischen Mädchen und Jungen spricht, sagt er unbefangen „sexuell", wenn er auf vermutete oder faktisch homosexuelle Beziehungen zu sprechen kommt, dann sagt er entweder „homoerotisch" oder „homophil". Was heißt das?

Der Pfarrer verwendet das Wort „sexuell" in der richtigen Weise: Er weiß, daß Sexualität mehr ist als Genitalsexualität. Er beschreibt also im verschiedengeschlechtlichen (heterosexuellen) Bereich auch nichtgenitalsexuelle Interaktionen als sexuell. Anders im homosexuellen (gleichgeschlechtlichen) Bereich: Dort vermeidet er das Wort „sexuell", d. h., er läßt nur „-erotisch" oder „-phil" zu. In den Beziehungen zwischen Mädchen und Jungen meint er mit „sexuell" durchaus nicht nur Genitalsexualität, aber eben auch Genitalsexualität. In der Beziehung zwischen zwei Mädchen oder zwischen zwei Jungen läßt er diese Ganzheitlichkeit nicht zu: Er verwendet die Begriffe „-erotisch" und „-phil" in abgrenzender, einschränkender Absicht, letztlich also, um die Genitalsexualität zwischen Mädchen und Mädchen sowie Jungen und Jungen zu diskriminieren. Und das ist der Grund, warum wir die Verwendung dieser einschränkenden Begriffe ablehnen, warum sich Emanzipationsgruppen dagegen wehren und beispielsweise H. Kentler formuliert: „Es läßt sich anhand der in unserer Liste genannten Literatur leicht nachprüfen, daß allein jene Autoren, die am Begriff Sexualität festhalten, auch das Recht jedes Menschen auf Glück und damit sein Streben nach Lust ernst nehmen." (7)

Sexualität wird hier definiert als ein im Menschen angelegtes Bedürfnis, Verlangen, sich mit dem anderen Menschen zu beschäftigen. Sie treibt den Menschen zu Kommunikation, zu zwischenmenschlicher Interaktion auf breitester Basis. Körper,

Geist, der ganze Mensch sind immer – verschieden gewichtig – gleichzeitig mitangesprochen. Das gnostisch-dualistische, leibfeindliche Verständnis von Sexualität ist genauso Vereinseitigung und Verengung wie das Fetischhafte, Nur-Körperteil-Orientierte. Daß es dazwischen einen legitimen Raum gibt, vielleicht eine Art Übungsraum, der den Menschen in seiner prozeßhaften Unvollkommenheit ernst nimmt, sollte den Jugendlichen sehr bald vermittelt werden, weil sie sonst aufgrund des Auseinanderklaffens zwischen dem hohen Anspruch und der eigenen Wirklichkeit in eine Mutlosigkeit fallen können, die u. a. auch das Lernen behindert.

Es gibt nur e i n e Sexualität; Homosexualität sowie Heterosexualität sind nicht besondere Sexualitätsformen, sondern beide gehören zur einen Sexualität des Menschen. Beide sind in jedem Menschen latent oder manifest vorhanden.

Das geschlechtsspezifische Verhalten ist bei der Geburt des Menschen noch nicht festgelegt. Erst im Prozeß der Sozialisation wird dem Kind seine geschlechtliche Identität vermittelt. Sexualität ist daher immer eine gesellschaftlich mitbestimmte.

Sexualität stiftet Gemeinschaft. Sie ist das große Geschenk, das wir mitbekommen haben, zum Zweck der Kommunikation und Vermehrung. Dabei ist diese scheinbar vorrangige Funktion genial im Kommunikationsbedürfnis versteckt. Es ist daher falsch, weil undifferenziert, wenn als erster Zweck der Sexualität die Fortpflanzung genannt wird, weil vor die Fortpflanzung das Verlangen nach Gemeinschaft gestellt ist. Nur eine Ethik, die bestimmte gesellschaftliche Interessen verfolgt und nicht das Glück aller Menschen, kann dieses Verlangen nach Gemeinschaft zur sekundären Hilfsfunktion degradieren.

Sexualität ist für alle da, auch für Kinder und alte Menschen. Kentler weist nach, daß die heutige sexualfeindliche und insbesondere kindersexualitätsfeindliche Einstellung erst im 18. und 19. Jahrhundert aufkam, während die Kinder des 15., 16. und 17. Jahrhunderts „unbefangen sexuellen Phänomenen begegneten" und „die Beziehung zwischen Kindern und Erwachsenen stark sexualisiert war"(8). Dann wird die „Entsexualisierung", die Reduktion der Sexualität auf Fortpflanzung, die Entdeckung und Einführung der „Reinheit" des Kindes, die Asexualität der Kinder, die Forderung nach totaler Askese bei Jugendlichen, die Einschränkung der sexuellen Sensibilität auf Genitalien in der Sozialisierung jedes Kindes durchgesetzt. Wozu diese Unterdrückungen?

Kentler antwortet in seinem Aufsatz „Kindersexualität" in „Zeig Mal": „Die wirtschaftlichen und gesellschaftlichen Veränderungen, die zwischen 1500 und 1900 vor sich gingen (Umbau der Feudalwirtschaft zu einer kapitalistischen Wirtschaft, Umstrukturierung der Ständegesellschaft in eine Klassengesellschaft), verlangten die Modellierung eines Menschentypes, der den Anforderungen der neuen Lebensbedingungen entsprach."(9)

2.1.2 Die Sexualität des Kindes

Die Wiederentdeckung der kindlichen Sexualität ist dem Wiener Arzt und Forscher Sigmund Freud (1856–1939) zu verdanken (vergl. Anhang S. 65 f.). In der Geschichte „Skandal in Wien" (s. Anhang S. 63 ff.) wird deutlich, wie schwer es ist, sich von der verinnerlichten Unterdrückung der Sexualität zu befreien. Das galt für damals, aber es gilt eigentlich auch noch für heute. Es ist bestürzend, bei Kentler zu lesen: „Auch nach 1945 drangen sie (die Forschungsergebnisse Freuds, d. Verf.) kaum über den engen Kreis einiger Fachgelehrter hinaus. Erst die antiautoritäre Bewegung der Studenten und Schüler verhalf den Erkenntnissen der Psychoanalyse zu einer größeren Verbreitung."(10) Wenn auch später die Kritiker Freuds den

Freudschen Ansatz als einen zu individualpsychologisch ausgerichteten auswiesen, so ist doch heute allgemein die große Bahnbrecher- und Entdeckerfunktion Freuds unbestritten.

Anna Freud beschreibt in ihrem Aufsatz „Psychoanalyse des Kindes" (11), wie Scham und Ekel entstehen. Sie sagt zunächst, daß die diffuse, auf den ganzen Körper verteilte Sexualität des kleinen Kindes eine Sexualitätsform ist, die mit dem Namen „Perversion" belegt wird, wenn man sie beim Erwachsenen antrifft. Das Kind hätte ein Recht auf diese Form der Geschlechtlichkeit, der Erwachsene wäre ein Kranker. (Wie ihr Vater geht sie bei der Genitalsexualität immer nur von der Heterosexualität aus.)

Nach den beiden großen Entdeckungen, der Anerkennung der kindlichen Sexualität und dem Ödipuskomplex – beide spielen sich in den ersten fünf bis sechs Lebensjahren ab –, ist „das Gefühls- und Geschlechtsleben dem eines Erwachsenen gar nicht sehr unähnlich" (12). Das Kind will seine Partialtriebe durchsetzen wie ein Erwachsener mit drängender, geschlechtlicher Begierde (13). Man könnte glauben, wenn jetzt noch die Geschlechtsreife dazukäme, dann wäre der Erwachsene eigentlich da. Aber etwas ganz anderes geschieht. Das Kind verliert völlig den Anschein von Erwachsenheit, ein Bruch passiert. Schamlosigkeit und Neugier lassen nach, das Kind wird ein liebes, angepaßtes Kind. Es verstößt alle Erinnerungen an diese chaotische Zeit und baut eine „Sicherheitsvorkehrung" ein, „die eine Rückkehr des Verdrängten endgültig unmöglich machen soll": einmal „die *Scham* als Sicherung gegen die alte Zeigelust" und dann den „*Ekel* als Sicherung gegen eine untergegangene Vorliebe für Schmutziges" (14).

Wer nicht arbeitet, hat in unserer Gesellschaft kein Recht auf Sexualität. So die Kinder. Sie werden deshalb für geschlechtslose Wesen erklärt. Ein Kind hat keinen Anspruch auf Sexualität. Für die meisten Menschen gilt das auch heute noch. Das Kind ist schon in unserer Sprache so sächlich, also ein Wesen, das weder männliches noch weibliches Geschlecht haben darf. Wenn es mit seinen Geschlechtsteilen spielt, also am Glied oder an der Scheide, bekommt es eins auf die Finger. „Pfui!" sagen die Eltern. Wenn das Kind trotzdem Versuche macht, seine ihm in jeder Altersstufe eigene Sexualität auszuprobieren, dann gilt es für die Erwachsenen oft als „verdorben".

Es ist unmenschlich, dem Menschen Sexualität nur in einer bestimmten Altersstufe und unter bestimmten Bedingungen zuzubilligen. Daher müssen wir dafür eintreten, daß Kinder und alte Menschen als vollgültige Menschen mit vollem Recht auf Sexualität, also gleichberechtigt unter uns leben können.

2.1.3 Der erweiterte Sexualitätsbegriff

Sexualität ist eine wesentliche Ausprägung menschlicher Kommunikation. Sie umfaßt unsere ganze Sinnlichkeit und nicht nur den Genitalbereich, also auch die lustvolle Besetzung von Personen und Sachobjekten. Dieser umfassende Begriff von Sexualität beinhaltet auch Ausprägungen wie Erotik, körperliche Emotionalität usf. Dabei dürfen diese Begriffe nicht benutzt werden, um genitale Sexualität zu diffamieren, wie dies geschieht, wenn sie den Begriff der Genitalität verschleiernd ersetzen. Einen anderen anrühren, küssen, zärtlich sein, lächeln, du sagen, streicheln – all das sollte nicht Ausdruck geheimer Besitzansprüche sein, sondern kann unser alltägliches Zusammensein mit den verschiedensten Menschen lustvoller, schöner und beglückender machen – ohne daß hier ein Zwang zur Zärtlichkeit, ein Ritual gemeint ist.

Jede Beziehung ist gut und richtig, die den anderen ganz, d. h. mit seinen Wünschen, mit seinen Nöten, mit seiner Geschichte, mit seiner Zukunft, mit seinem Körper und mit seinem Geist, annimmt. Wo der andere nicht angenommen, sondern zum Objekt gemacht wird, wird er mißbraucht.

Erziehung zu solch nichtpartieller Beziehung hin, ja Sexualerziehung überhaupt, ist immer auch politische Erziehung. Deshalb entscheidet sie mit darüber, ob wir das System unserer Unterdrückung akzeptieren und im Erziehungsprozeß weitergeben, oder ob wir dagegen angehen.

2.2 Voraussetzungen für die Unterrichtsstunden 2, 3 und 4. (2.2, 3.2 und 4.2)

Für den Lehrer ist wichtig, darauf zu achten, daß er, wenn er den erweiterten Sexualitätsbegriff einführt, sich nicht der Gefahr aussetzt, die Genitalsexualität doch wieder auf Kosten des anderen Anteils der Sexualität zu diskriminieren. Gegebenenfalls ist hier auch eine individuelle Handhabung nötig: Jugendliche, deren Sexualitätsvorstellungen Merkmale von Verdinglichung und Fetischisierung aufweisen (vgl. „repressive Entsublimierung" von Marcuse[1]), zwingen den Lehrer, die Akzente anderswo zu setzen als Jugendliche, an denen die frühkapitalistische Unterdrückung, der Belohnungscharakter, das Wie-die-Arbeit-schmutzig-Sein der Sexualität noch ungebrochen deutlich wird. Das ist nicht alternativ gemeint, sondern beide Unterdrückungsarten kommen immer auch gleichzeitig vor. Aufgrund unserer gemeinsamen gesellschaftlichen Situation schlagen wir trotz der individuellen Unterschiede in der Schulsituation vor, unbedingt am Gruppenunterricht festzuhalten. In der Unterrichtseinheit „Sexualität ist mehr" geht es vor allem darum, den erweiterten Sexualitätsbegriff einzuführen. Dies ist für die Jugendlichen so neu und dem entgegengesetzt, was sie bisher gelernt haben, daß darauf drei Stunden mit verschiedenen Schwerpunkten verwandt werden müssen.

Wichtig ist hier eine entsprechende Bewußtseinsvorarbeit beim Lehrer. Er sollte sich zumindest Klarheit hinsichtlich seiner eigenen Herkunft, der Definition und der gesamtgesellschaftlichen Verflechtung von Sexualität sowie des eigenen Verständnisses der kindlichen Sexualität verschaffen, ehe er mit dieser Einheit beginnt. Wenn die Jugendlichen nämlich merken, daß der Lehrer sich in der emotionalen Einordnung dieser Probleme trotz verbaler Progressivität nicht viel von ihnen selbst unterscheidet, dann ist das peinlich, und der Lehrer wird unglaubwürdig.

In dieser Einheit können sich die Jugendlichen, falls es zu „heiß" oder „hautnah" wird, noch hinter den Figuren der Geschichte verstecken. Diese Verfremdungsmöglichkeit ist eine wichtige Vorübung für die nächste Einheit, in der die Jugendlichen unmittelbar von sich selbst reden.

Der böse Brief der Freundin im Anhang (s. S. 68) gibt den Jugendlichen die Möglichkeit, die alten, noch nicht ausgeräumten Einstellungen noch einmal auszusprechen.

Empfohlene Literatur:
Kentler, Helmut: Kindersexualität. In: Will McBride/Helga Fleischhauer: Zeig Mal! (Jugenddienst) Wuppertal 1974
Kentler, Helmut: Sexualität ist anders. In: Die Sache mit dem Sex, hrsg. v. Irmela Brender. (Beltz) Weinheim, Basel 1977
Marcuse, Herbert: Der eindimensionale Mensch. (Luchterhand) Berlin, Neuwied 1967
Reiche, Reimut: Sexualität und Klassenkampf. (Fischer) Frankfurt (M.) 1968

Dieser Abschnitt enthält die Unterrichtsziele für die ganze Einheit „Sexualität ist mehr" aufgeschlüsselt nach Einzelstunden.

2.3 Unterrichtsziele (2.3, 3.3 und 4.3)

- Die Jugendlichen sollen verstehen, daß Sexualität keine „Schweinerei" ist, vor der man Angst haben muß, sondern eine gute und schöne Sache, die jeder in jeder Altersstufe braucht, um glücklich zu sein.

- Die Jugendlichen sollen verstehen, daß der erweiterte Sexualitätsbegriff und die Wiederentdeckung der kindlichen Sexualität Sigmund Freud zu verdanken ist und daß jedes Kind ein Recht auf Sexualität hat.

- Die Jugendlichen sollen die Möglichkeit haben, mit dem erweiterten Sexualitätsbegriff Erfahrungen zu machen.

2.3 Sexualität ist für alle (2. Unterrichtsstunde)

- Die Jugendlichen sollen verstehen, daß jeder Mensch Zuneigung zum eigenen und zum anderen Geschlecht hat.

- Die Jugendlichen sollen verstehen, daß die Zuneigung zum gleichen Geschlecht genauso richtig, schön und gut ist wie die zum anderen Geschlecht.

- Die Jugendlichen haben die Möglichkeit, ihre noch nicht aufgearbeiteten alten Einstellungen zu verbalisieren.

- In der zweiten Variante des Spiels „Mein rechter Platz ist leer" sollen die Jugendlichen sinnlich erfahren, daß Sexualität nicht geschlechtsgebunden ist.

3.3 Sexualität ist mehr – Sexualität ist nicht geschlechtsgebunden (3. Unterrichtsstunde)

- Die Jugendlichen sollen erfahren, daß zur Sexualität die Genitalsexualität gehört, aber auch Küssen, Streicheln, Zärtlichsein, Lächeln, Dusagen usw.

- Die Jugendlichen sollen in der Geschichte „Nach der Schule" erkennen, daß Verhaltensweisen, die auf den ersten Blick nicht als sexuelle erscheinen, in Wirklichkeit sexuell sind.

4.3 Sexualität ist mehr – der erweiterte Sexualitätsbegriff (4. Unterrichtsstunde)

2.4 Geplanter Unterrichtsverlauf
(2. Unterrichtsstunde)

Sexualität ist für alle

Phase	Stoff	Lernorganisation	Didaktischer Kommentar
1.	Die Geschichte „Skandal in Wien" von H. Kirchmeier wird vorgelesen (s. S. 63 f).	Darbietung des Unterrichtenden	Die Geschichte bietet eine gute Identifikationsmöglichkeit und stellt gleichzeitig eigene Einstellungen in Frage.
2.	Kurzbiographie Freuds: einige Daten (s. S. 65).	Foto von Freud	
3.	Erarbeitung der Geschichte im Gespräch: 1. erweiterter Sexualitätsbegriff, 2. Kindersexualität.	Gespräch	Eigene Einstellungen, Einstellungen der Eltern werden an Franz' „Schweinereien" aufgearbeitet.
4.	Arbeitsbogen (s. S. 67).	Einzelarbeit	Vertiefung und Ansatz zu neuer Einstellung.
5.	Kreisspiel: „Mein rechter Platz ist leer" (s. S. 23).	Kreisspiel	Variation des Spiels „Mein rechter Platz ist leer" (s. S. 23).

3.4 Geplanter Unterrichtsverlauf
(3. Unterrichtsstunde)

Sexualität ist mehr – Sexualität ist nicht geschlechtsgebunden

Phase	Stoff	Lernorganisation	Didaktischer Kommentar
1.	Franz und Leopold machen eine Bergtour (s. S. 68).	Vorlesen, dann Einzelarbeit	Sexualität ist nicht geschlechtsgebunden. Bejahung homosexueller Kontakte.
2.	Freiwilliges Vorlesen der Antworten. Gespräch.	Vorlesen der Schüler und Gespräch	Im Brief der Freundin können die Jugendlichen ihre nicht aufgearbeiteten alten Einstellungen unterbringen.
3.	Spiele: „Mein rechter Platz ist leer" (Wiederholung) (s. S. 23). 1. Variante: anstatt anschauen wird jemand nach Aussehen und Charakter beschrieben, bis er sich erkennt. 2. Variante: (mit Anschauen) (s. S. 23) 5 Minuten: Jungen holen Jungen Mädchen holen Mädchen 5 Minuten: Jungen holen Mädchen Mädchen holen Jungen 10 Minuten: Jeder holt, wen er will: Junge oder Mädchen	Kreisspiele	Das Spiel gibt die Möglichkeit zu sinnlicherer Interaktion. Zärtliches Verhalten kann eingeübt werden. Im Spiel wird eingeübt, daß Sexualität nicht geschlechtsgebunden ist.

4.4 Geplanter Unterrichtsverlauf
(4. Unterrichtsstunde)

Sexualität ist mehr – der erweiterte Sexualitätsbegriff

Phase	Stoff	Lernorganisation	Didaktischer Kommentar
1.	In der Geschichte bittet der Ober Paul Leopold, doch mal wieder aus den Vorlesungen Freuds zu erzählen.	Lehrerimpuls (Kurzgespräch)	Die Rückbindung an die Geschichte schafft eine günstige Lernatmosphäre.
2.	Heute fragt Paul, was alles zur Sexualität gehört (s. S. 69). Wir überlegen, was alles zur Sexualität gehört, und schreiben auf.	Lehrerimpuls (Kurzgespräch) offenes Gespräch gemeinsames Aufschreiben	Neue Einstellung: der erweiterte Sexualitätsbegriff.
3.	Geschichte: „Nach der Schule" von H. Kirchmeier (s. S. 70).	Vorlesen des Unterrichtenden	Die spannende Geschichte hat eine Menge versteckte Sexualität, die jetzt die Jugendlichen erkennen können.
4.	2. Teil: Sexualität in „Nach der Schule" (s. S. 72).	Schüler entdecken Sexualität in der Geschichte und schreiben auf. Einzelarbeit	Lernzielkontrolle.

Es ist sinnvoll, in der zweiten wie in den folgenden Stunden überhaupt die Spiele „Mein rechter Platz ist leer" und „Wahrheit oder Befehl" sowie Variationen davon aufzunehmen.

2.5 Spielanweisungen

Die Spiele können erst dann richtig erlebt werden, wenn die Lehrerin oder der Lehrer teilnimmt und wenn die Klasse mit dem Spiel etwas Erfahrung sammeln konnte. Insofern schlagen wir vor, die Spiele häufig zu wiederholen.

- „Mein rechter Platz ist leer"
  Die Gruppe setzt sich in einem Kreis auf Stühle. Ein Platz bleibt leer. Der Spieler, der links vom leeren Stuhl sitzt, beginnt:
  „Mein rechter Platz ist leer,
  ich wünsch' mir die (bzw. den) . . . (Namen) . . . her!"
  Gespielt wird, solange es der Gruppe Spaß macht.

- Variation zu „Mein rechter Platz ist leer"
  Diese Variation erfordert schon einige Übung mit dem Spielverlauf. Anstatt mit Hilfe des Satzes (s. o.) können die Gruppenmitglieder mit den Augen „herbeigerufen" werden. Die so Herbeigerufenen äußern ihre Gefühle gegenüber dem Rufer oder der Ruferin:
  umarmen, streicheln = Sympathie
  eine Hand, die abwehrt = Indifferenz („Ich kenne dich nicht" oder „Ich hab' mich heute über dich geärgert")
  beide Hände abwehrend erhoben = Antipathie

- „Wahrheit oder Befehl"
  Es wird jemand aus der Gruppe gefragt: „Wahrheit oder Befehl?" Antwortet der oder die Angesprochene „Wahrheit", so muß er bzw. sie eine anschließend gestellte Frage wahrheitsgemäß beantworten. Antwortet der oder die Angesprochene mit „Befehl", so muß er oder sie eine aufgegebene Tätigkeit ausüben. (Z. B.: „Gib dem [bzw. der] . . . einen Kuß.") Ein Befehl kann auch abgelehnt werden.

Ralf Dose
5. Was gehört alles zur Sexualität?

5.1 Inhalt und Hintergrund

Das bundesdeutsche Sexualstrafrecht (in der Fassung von 1974) stellt nicht mehr die „Unzucht" in ihren verschiedenen Formen unter Strafe, sondern unterscheidet zwischen strafbaren „sexuellen Handlungen an" oder „vor" jemanden. Was „sexuelle Handlungen" im einzelnen sind, definiert die Rechtsprechung: „z. B. der Beischlaf; heterosexuelle oder gleichgeschlechtliche Ersatzhandlungen dafür; das Entblößen oder Betasten des Geschlechtsteils eines anderen auch über der Kleidung (. . .) oder der weiblichen Brust (. . .), gegenseitiges, gleichzeitiges oder einem anderen gezeigtes Onanieren (. . .)" (15).

„Sexuelle Handlungen" schränkt dieses Gesetz und die Rechtsprechung also ein auf wenige Körperteile – das Glied, unter entsprechenden Umständen noch den Arsch und den Mund beim Mann, bei der Frau: Scheide und Brust und ebenfalls noch Arsch und Mund. Da war die Bibel weiter, die wußte, daß der begehrliche Blick auf oder auch nur der Gedanke an die Frau des Nachbarn sehr wohl sexuelle Qualitäten hat und daher auch den Blick oder Gedanken als ehebrecherisch einstufte.

Denn Sexualität ist mehr: Wenn ich als Mann einen Mann ansehe, der mir gefällt, dann ist das sehr wohl eine sexuelle Handlung – auch oder gerade, wenn ich ihm dabei nicht auf den Schwanz sehe, sondern ins Gesicht.
Seit Freud wissen wir, daß das Kind, das an der Brust der Mutter oder ersatzweise am eigenen Finger lutscht, dabei Lust empfindet – sexuelle Lust.
Auch in der Schule gibt es diese, nicht immer auf den ersten Blick erkennbare Sexualität: Ein Lehrer/eine Lehrerin, der/die einer Schülerin übers Haar streicht, vollzieht eine sexuelle Handlung. Nicht deshalb, weil Haare zu den sekundären Geschlechtsmerkmalen zählen, sondern weil diese körperliche Berührung bei den Beteiligten ein angenehmes Gefühl vermittelt, weil die Berührung des/der anderen gleichzeitig mit der beabsichtigten Aufmunterung oder Belobigung auch Vertrautheit, Zuneigung ausdrückt. Umgekehrt enthalten auch Schläge oder andere aggressive Handlungen sexuelle Energie oder können auch Ausdruck sexuellen Verlangens sein und sei es nur in der Form, bei anderen zu bestrafen, was man bei sich selber nicht zulassen kann.
Gliedmaßen und Organe in primäre und sekundäre Geschlechtsmerkmale und in solche, die gar nichts mit dem Geschlechtsleben zu tun haben, aufzuteilen, mag für die medizinische Wissenschaft sinnvoll sein. Für die Sexualerziehung ist diese Unterscheidung unbrauchbar, denn sie kanalisiert sexuelles Interesse auf einzelne Körperteile, die als „Geschlechtsteile" gleichzeitig mit ihrer Kennzeichnung zur Tabuzone erklärt werden.
Zu fragen ist aber: Woher kommt diese Einteilung? Wer hat sie sich ausgedacht? Oder wenigstens: Wem nützt sie? Um das beantworten zu können, ist ein Blick in die Geschichte notwendig.
„Industrialisierung heißt, daß eine Gesellschaft sich durch den Arbeitseinsatz ihrer Mitglieder aus Armut und Naturabhängigkeit herausarbeitet. In der Aufbauphase der Industrialisierung müssen darum Verzichtbereitschaft, Selbstbeherrschung und das Bedürfnis, in aufopferungsvoller Arbeit, nicht im Lebensgenuß die Sinnerfüllung der eigenen Existenz zu suchen, den Charakter jedes einzelnen Menschen auszeichnen", schreibt Helmut Kentler (16).
Während so einerseits vielen Körperteilen und Beziehungssituationen ihr sexueller Gehalt einfach abgesprochen wird, muß er in anderen Fällen tabuisiert werden, um ihn aus dem Bewußtsein verdrängen zu können. Der Arsch z. B. einer Frau/eines

Mannes wirkt zwar an- oder erregend, wenn sie/er damit wackelt, aber daß man – wie auf dem Bild in dem Buch „Zeig Mal!" (17) zu sehen ist – den Finger hineinstecken kann und daß das als angenehm erlebt wird, wird kaum jemand zugeben. Sexualität hat sich auf Glied und Scheide zu beschränken. Das Wissen um die anderen Möglichkeiten kommt öffentlich nur noch in Ausdrücken wie „Ich laß mich von dir nicht verarschen" zum Vorschein; was doch nichts anderes heißt als „Ich laß mir von dir doch nicht einen Arsch für eine Möse unterschieben" oder auch „Ich laß mich von dir doch nicht von hinten vernaschen".

Lebensgenuß – das fängt bei der eigenen Sinnlichkeit und bei der des Partners/der Partnerin an. Einschränkung und Verzicht heißt hier: Sexualität bleibt auf die „Geschlechtsteile" begrenzt; das Hantieren damit zum Zwecke der Fortpflanzung benötigt wenig Zeit („Einmal rein, einmal raus – fertig ist der kleine Klaus") und kann sich unauffällig, versteckt im ehelichen Schlafzimmer abspielen. „Die sexuelle Empfindsamkeit der Körperoberfläche wird auf die Geschlechtsteile eingeschränkt – der übrige Leib wird versachlicht und damit ausschließlich als Arbeitswerkzeug brauchbar." (18)

Da „wahre Freundschaft" angeblich nur unter Männern möglich ist – so zeigt es der Western und so wissen es auch die Kollegen am Arbeitsplatz –, mußte die Freundschaft zwischen Männern entsexualisiert werden. Bei Frauen-Freundschaften war das nicht notwendig, da die Freundschaft mit einer Frau „doch etwas ganz anderes" ist, obwohl nie genau gesagt wird, was da eigentlich anders ist.

Die „wahre Freundschaft" zwischen Männern umfaßt alles mögliche, aber jeder Anschein des „Sexuellen" wird dabei ängstlich vermieden. Westernhelden z. B. prügeln sich statt dessen (statt dessen?), Skatbrüder gehen einen trinken – ohne Frauen –; wenn sie dann nicht mehr ganz nüchtern sind, kommt plötzlich die unterdrückte Sexualität der Beziehung wieder zum Vorschein: Sie legen die Arme um die Schultern der Freunde. Am Arbeitsplatz würde man ihnen bestenfalls auf die Schulter schlagen – und die Hand schnell wieder wegziehen, denn ein Liegenlassen könnte falsch (nein: richtig) gedeutet werden: als eine sexuelle Geste, die sie in Wirklichkeit ist.

Auf den ersten Blick scheinen diese Ausführungen am Trend der Zeit vorbeizugehen. Die Auslage jedes Zeitungskiosks, die Fülle „einschlägiger" Literatur und das Kinoprogramm jeder beliebigen Kleinstadt zeigen deutlich, daß „Sexualität" kein Tabu mehr ist. Verzicht auf Sexualität, „Enthaltsamkeit", ist nicht mehr „in"; im Gegenteil. Unsere Gesellschaft ist freizügiger geworden, verteilt das, was früher eine „Belohnung" war, großzügig unter das Volk. So wie wir – das Volk – ehedem mittels der Einschränkung unserer Sexualität gelernt haben zu verzichten, sollen wir jetzt lernen, wie man konsumiert, alles zu konsumieren: Sexualität, Waschmaschinen, Kühlschränke, Autos, Partner. Sexualität beschränkt sich auch nicht länger nur auf die „Geschlechtsorgane": Es gibt ja noch mehr Teile am Menschen, die – und mit denen – man verkaufen kann. Die Sinnlichkeit der Werbung ist unübersehbar. Befreite Sexualität ist das nicht oder bestenfalls ein Stück weit; so weit nämlich, wie uns auf diese Weise wieder klar wird, daß eigentlich der ganze Körper zu sexuellen Empfindungen fähig ist. Die Beziehung zu einem anderen Menschen aber, die durch Sexualität ihren Ausdruck findet, ist zur Wettbewerbs-, zur Konkurrenzbeziehung geworden: Ich habe einen größeren Schwanz, glattere Haut, einen schöneren Busen, mehr Haare auf der Brust und mehr Mädchen im Bett als du.

5.2 Voraussetzungen für den Unterricht

Im Gegensatz zu den vorhergehenden Stunden soll jetzt versucht werden, die eigene Betroffenheit der Schüler selbst stärker ins Spiel zu bringen. Nachdem ihnen das Beispiel von Franz und Leopold die Möglichkeit gegeben hatte, Sexualität als etwas Umfassendes kennenzulernen, ist nunmehr die Frage, ob sie dieses umfassende Verständnis von Sexualität auf sich selbst übertragen können bzw. wollen.

Wenn am Ende der Sachanalyse das Phänomen der „repressiven Entsublimierung" beschrieben worden ist, so nicht in der Absicht, daß diese Problematik im Mittelpunkt des Unterrichts stehen soll. Zwar werden die Schüler täglich mit derartigen Erscheinungen und Ansprüchen konfrontiert, möglicherweise ist auch ihr eigenes Sexualverhalten davon beeinflußt. Andererseits unterliegt aber ihre Sexualität oft noch massiven direkten Verboten. Ziel der Stunde ist daher nicht, vor einer Gefahr (der „repressiven Entsublimierung") zu warnen, sondern vielmehr, die positive, Beziehungen schaffende Seite der Sexualität anzusprechen.

Die Sexualität der Schüler unterliegt noch rigideren Einschränkungen als die der Erwachsenen. Viele verfügen über kein eigenes Zimmer, in dem sie ungestört ihre ersten sexuellen Erfahrungen sammeln können. Viele hören im Elternhaus nur: „daß du mir ja kein Kind mit nach Hause bringst". Sexualität verbindet sich mit den Genitalien, und diese werden mit Angst besetzt – Angst vor dem ungewollten Kind, Angst vor der Entdeckung („wenn ich dich mit einem Mädchen/Jungen erwische . . .!"; „guck mal, die sind ja warm!"). Eltern und Lehrer vermuten oft gleich „das Schlimmste" und verbauen mit ihrer Fixierung auf den Geschlechtsakt das langsame, gemeinsame, angstfreie Entdecken der vielen Möglichkeiten sexuellen Verhaltens.
Um das zu ermöglichen, ist es notwendig, die drei wesentlichen Einschränkungen von Sexualität aufzubrechen, nämlich die Einschränkung
– auf die Genitalien
– auf das (eheliche) Schlafzimmer
– auf die heterosexuelle Beziehung.
Einschränkungen aufzubrechen heißt nicht, den Begriff der Sexualität so weit zu verwässern, daß wir alles darunter verstehen können, nur möglichst keinen Geschlechtsverkehr.

Zu bedenken bleibt, daß für Schüler, die Angst vor der „Sexualität" haben oder für die „Sexualität" etwas Schmutziges ist, die Entdeckung, daß ihr Verhalten in vielen Situationen Sexualität enthält, erschreckend sein kann. Dieser Gefahr sollte auch durch die Identifikationsmöglichkeit mit den Figuren der Erzählungen in den ersten Stunden vorgebeugt werden.

5.3 Unterrichtsziele

– Die Jugendlichen sollen in nicht verfremdender, sondern angstfreier Form untereinander über Sexualität sprechen.

– Die Jugendlichen sollen begreifen, daß nicht nur bestimmte, sondern alle Körperteile sexuell sind.

– Die Jugendlichen und ihre Lehrer/ihre Lehrerinnen sollen Berührungsängste abbauen.

5.4 Geplanter Unterrichtsverlauf

Phase	Stoff	Lernorganisation	Didaktischer Kommentar
1.	Welche Körperteile gehören zur Sexualität? Welche Situationen sind sexuelle Situationen? (s. S. 73)	Gruppenarbeit am Arbeitsbogen	Der erste Teil des Bogens soll vorhandene Fixierungen der Jugendlichen aufzeigen und der Diskussion zugänglich machen. Im zweiten Teil sind Handlungen und Beziehungssituationen, die allen geläufig sind, unter dem sexuellen Aspekt neu zu gewichten.
2.	Gespräch über die Arbeitsergebnisse; Schwerpunkte: – *alle* Körperteile sind sexuell – sexuelle Beziehungen sind unabhängig vom Geschlecht	a) Gruppenberichte b) Gespräch mit Lehrerimpulsen	Die Jugendlichen müssen die Rangfolge der sexuellen Beziehungen begründen. Konfrontation des eigenen Verhaltens mit einer neuen Bewertung.
3.	Spiel „Mein rechter Platz ist leer" (s. S. 23).	Kreisspiel	Der Lehrer/die Lehrerin sollte mitspielen, um an dem Kommunikationsprozeß der Klasse beteiligt zu sein. Tabu der körperlichen Berührung von Schülern/Schülerinnen wird dabei in Frage gestellt.

Die Geschlechtsrolle

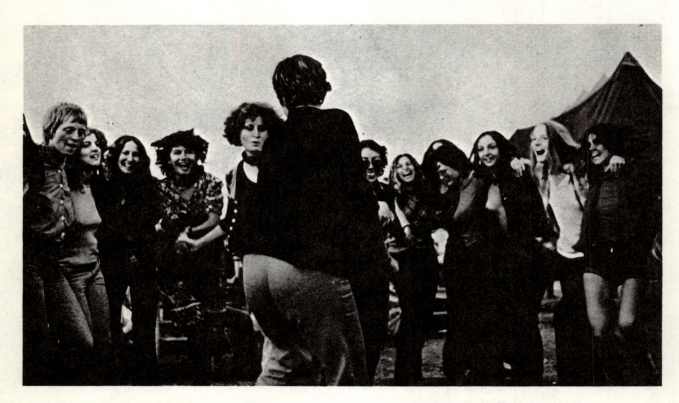

„Frauen auf der dänischen Insel Femø, wo die Kopenhagener Frauengruppe jeden Sommer ein Ferienlager für dänische Frauen und Ausländerinnen macht. Kinder können mitgebracht werden (Das Frauenlager wird übrigens von der dänischen Regierung subventioniert.)"
(Alice Schwarzer: Der kleine Unterschied, S. 244)
Foto: Cristina Perincioli

Dorothea Assig/Michael C. Baurmann
6. Was ist eine Geschlechtsrolle?

Ausgehend davon, daß größtenteils Frauen in den erzieherischen und pädagogischen Berufen tätig sind, setzen wir bei der Einheit „Die Geschlechtsrolle" (6. und 7. Unterrichtsstunde) unsere besondere Hoffnung auf die Solidarität der Frauen. Sie haben die Möglichkeit, entscheidenden Einfluß auszuüben gegen die herrschenden negativen Vorstellungen der Männerwelt.

6.1 Inhalt und Hintergrund

6.1.1 Arbeitsteilung

Der Anfang unserer patriarchalisch geprägten Geschichte ist bis heute nicht bekannt, und wir sind auf Vermutungen angewiesen. Er läßt sich so rekonstruieren, „daß der die Geschichte inhaltlich bestimmende Prozeß, die Emanzipation des Menschen von der Natur ein Prozeß war, der von Funktionen ausging, die der Mann gerade im Naturzustand vorwiegend ausübt."(25) Aus dieser Arbeitsteilung entstand für den Mann eine mächtige Position: Er konnte materielle Güter ansammeln und beherrschen. Neben dieser ökonomischen *Rollentrennung* kam es parallel zu einer psychisch-emotionalen. Aufgrund ihrer Tätigkeiten entwickelten Frau und Mann unterschiedliches Rollenverhalten im psychisch-emotionalen Bereich, welches dann sehr fest gekoppelt wurde mit der entsprechenden *Geschlechtsrolle* (s. u.).
Im Laufe der Geschichte baute der Mann seine Position aus. Herrscher waren dann logischerweise vorwiegend Männer. Vereinzelt tauchten in der Geschichte auch Frauen als Herrscher von Stämmen und Völkern auf, dies jedoch nur als Lückenbüßer im Interesse einer Familie, die ihre Vormachtstellung auf diese Weise erhalten wollte. (Z. B.: Kaiserin Theophanu, Maria Theresia, Queen Victoria usw.)

6.1.2 Folgen der Arbeitsteilung für die Frau

Infolge dieser *wirtschaftlichen,* später *politischen,* gelangte auch die *normsetzende Macht* in die Hand einiger weniger Männer (Patriarchat). Das zeigt sich heute in den Sexualnormen:

a) Im privaten Bereich: Die praktizierte Sexualität ist nach den männlichen Bedürfnissen ausgerichtet, während die sexuellen Bedürfnisse der Frau meist unberücksichtigt bleiben.

b) Im öffentlichen Bereich: Die heutige Gesetzgebung und Gesetzespraxis ist frauenfeindlich und ignoriert die Frau: z. B. § 218 StGB, Strafrecht und Lesben, Sexualstrafrecht allgemein, Liebespflicht in der Ehe, „oder: Man kann mit dem Bürgerlichen Gesetzbuch unter dem Arm kommen . . . z. B. den § 1356 BGB, der bestimmt: ‚Die Frau führt den Haushalt in eigener Verantwortung. Sie ist berechtigt, erwerbstätig zu sein, soweit dies mit den Pflichten in Ehe und Familie vereinbar ist' oder den . . . Einführungsartikel zum sog. Gleichberechtigungsgesetz von 1957, der in eindeutiger Weise die ‚Aufgaben' von Mann und Frau bestimmt: ‚Es gehört zu den Funktionen des Mannes, daß er grundsätzlich der Erhalter und Ernährer der Familie ist, während die Frau es als ihre vornehmste Aufgabe ansehen muß, das Herz der Familie zu sein'". (36)

Das kapitalistische System nützt die Benachteiligung der Frau für seine Interessen aus:

Frauen arbeiten gratis in der Reproduktion *und unterbezahlt* in der Produktion (19). Wie bewußt diese Tatsache den Unternehmern ist, zeigt ein Beitrag Günther Buttlers in „Beiträge des deutschen Industrieinstituts", wo er in unbefangener Offenheit schreibt:
„Man kann die menschliche Arbeit in Erwerbsarbeit und Hausarbeit einteilen, beide tragen zum Lebensunterhalt bei. Von jeher galt es als die Aufgabe der Frau, sich um den Bereich der Hausarbeit zu kümmern. (. . .) Es geht im nachfolgenden um die Möglichkeiten und Voraussetzungen, latente Beschäftigungsreserven für Wirtschaftswachstum zu erschließen, ohne daß dadurch die spezifische Rolle der Frau und ihre Funktion im Rahmen der Familie beeinträchtigt oder gar in Frage gestellt werden . . ." (19), (vgl. Erwerbstätigkeit der Frau, s. S. 77 f.).

Durch die (oftmals zusätzlich zum Beruf) häuslichen Aufgaben in der Kleinfamilie wird die Frau weiter ausgebeutet. *Die wichtigen beruflichen Funktionen halten die Männer, während die Frau zu Hause für eine Konstanz der Erziehungsinhalte arbeitet.* D. h., sie vermittelt als Mutter ihren Kindern genau die Erziehungsinhalte und -stile, die in dieser Gesellschaft vorgegeben sind. Darum setzen sich innerhalb dieser Gesellschaft Veränderungen nur langsam durch. Der abends heimkehrende, abgearbeitete Mann findet zu Hause:
Geborgenheit = unpolitische Atmosphäre
Liebe = männlich orientierte Genital-Sexualität
Sicherheit = Konstanz, damit der Mann am Arbeitsplatz möglichst reibungslos funktioniert.
„Die Beziehungen zwischen Mann und Frau sind heute so eindeutig Machtbeziehungen (selbst da, wo Männer an ihrer Rolle zweifeln oder zerbrechen), daß auch die weibliche Sexualität nur wieder Ausdruck weiblicher Ohnmacht sein kann." (20)
Typisch für die Machtverhältnisse in der an den männlichen Ideen orientierten Gesellschaft ist die wirtschaftliche und sexuelle Ausbeutung der *Prostituierten*. Sie liefert dem Freier für Geld eine verkümmerte Abreagier-Sexualität. Ihrem Zuhälter liefert sie das Geld, den Verdienst, ab, und dieser gewährt ihr dafür „Schutz" vor anderen Männern.
Ähnlich verkauft wird die Frau in der *Werbung*. Der an der männlichen Sexualideologie orientierte Kunde kann sich „die Frau" (so glaubt er) über alle möglichen Produkte kaufen.

6.1.3 Folgen der Arbeitsteilung für den Mann

Der Mann versucht, sein Selbstbewußtsein über den Erfolg im Beruf und über sexuelle Betätigung zu erhalten. Das *Leistungsprinzip* eignet sich hervorragend zur Maximierung der Arbeitsleistung.
„Die kapitalistische Produktionsweise erforderte, um sich sozial durchsetzen zu können, ein Leistungsprinzip, das in der psychischen Struktur der Individuen so verankert war, daß es nicht ständig äußerlich aufgezwungen werden mußte, sondern als innerer Zwang funktionieren konnte." (21)

Das Grausame an diesem System ist, daß die Leistungsmotivation extrem *extrinsisch* ist, d. h., das Individuum leistet etwas, nicht aus einem inneren kritischen Verständnis heraus, sondern bringt Leistung einfach blind, weil diese gefordert wird, bzw. weil es glaubt, damit all die suggerierten Scheinbedürfnisse befriedigen zu können. Dieses Leistungsprinzip aus Wirtschaft und Politik wurde schließlich auch

auf die sexuelle Praxis übertragen. Als Beispiel kann hier die Untersuchung von Bartell gelten, der Gruppensex bzw. Partnertausch kritisch beleuchtete (22):
„Die Pausengespräche der Kombattanten drehen sich fast ausschließlich um Busenumfang, Penislänge oder Anzahl der Erektionen und Orgasmen. Dabei sind Swinger im Umgangston nicht gerade zimperlich ... Zu sagen ‚Ich liebe dich' gilt als schwerer Verstoß gegen die Regel, erlaubt sind anerkennende Worte für die dargebrachte Leistung, etwa: ‚Du bist der Größte'."
Der Mann steht sowohl im Berufs- als auch im Sexualleben unter einem nicht weiter begründeten starken Leistungsdruck.

Seine Frau lebt erst durch diesen Mann. Sie definiert sich über ihn, z. B.: „Frau Dr.", die Berufstätigkeit einer Frau wird nicht voll anerkannt (s. o.), ein Fräulein wird erst durch einen Mann zur Frau (unvorstellbar ein Herrlein, welches erst durch eine Frau zum Herrn wird), die Frau erhält neben dem Titel auch den Familiennamen des Herrn, auf Haus- und Türschildern ist meist nur Vor- und Zuname des Herrn zu lesen usw. usw. In Wahrigs „Deutschem Wörterbuch" (Bertelsmann, 1974) stehen z. B. als Redewendungen im Zusammenhang mit dem Stichwort „Frau" (23): „sich eine Frau nehmen" und „ein Mädchen an den Mann bringen" (24), während es dort aus umgekehrter Sicht heißt: „einen Mann bekommen" (24). Überhaupt nimmt in diesem Wörterbuch der Begriff „Mann" dreieinhalbmal soviel Platz ein wie der Begriff „Frau"!

6.1.4 Rollenverhalten in der Sexualität

Die Rollentrennung, nämlich daß die Frau schwach und der Mann stark zu sein hat, führt dazu:
a) daß die *Frau dem Mann ausgeliefert* ist, und zwar ökonomisch, emotional und sozial;
b) daß der *Mann einem erheblichen Leistungsdruck* ausgesetzt ist, und zwar einmal im Beruf und weiterhin im Sexualleben. Hier wie dort ist der Mann der „Obermacher", was dazu führt, daß er nicht auf die Bedürfnisse der Frau einzugehen braucht. Diese männliche Erfolgsideologie hat durchaus auch für den Mann seine Schattenseiten. Die Frau hat sich dieser Ideologie angeschlossen (anschließen müssen) und leidet darunter.

Dieser Sachverhalt läßt sich sehr deutlich an Berichten über den *ersten Koitus* illustrieren.

Alexandra K., 33 Jahre:
„... Na, ich dachte, jetzt bist du wohl reif. Jetzt mußt du wohl mal mit irgend jemandem schlafen. Ich hab' mir dann einen Jungen ausgesucht, der im Schwimmbad immer der hübscheste war ... Eigentlich hatte ich mit dem überhaupt nichts zu tun, wir waren halt zusammen im Schwimmbad und fuhren auch schon mal in so ein Lokal, wo es heurigen Wein gab – sonst hatte ich eigentlich nichts mit dem gemein. Ich muß dazu sagen, daß ich mich damals gar nicht getraut habe, ich selber zu sein. Ich war nichts. Ich wartete eigentlich nur darauf, was die Typen machten. Ich habe nur reagiert. Ich war völlig passiv abwartend. Von mir kam nichts. Ich war ziemlich verängstigt.
Na, und dann sind wir eines Tages in seine trostlose Studentenbude gegangen, wo wir uns auf höchst sachliche Weise in dieses Bett gelegt haben. Ich hab' gedacht: Irgendwann muß das ja mal passieren mit mir. Ich hab' mich also in das Bett gelegt und gedacht: O. K. Von mir kam keine Aktivität oder gar Lust – nur das Erleiden. Weil es ja sein mußte. Weil alle anderen es auch taten.
Dann hat er auf sehr beiläufige Art mit mir geschlafen. Ich weiß gar nicht mehr, ob er

einen Interruptus gemacht hat ... Ich hatte auch gar nicht mit ihm über Verhütung gesprochen, auch gar nicht darüber nachgedacht. Nichts. Wie ein Opfer hab' ich die Beine breitgemacht und auch dem Mann nichts gegeben.
Ich glaube, er war auch unglücklich dabei, er machte das nicht so gern, hat es aber trotzdem getan, weil das ja für einen Mann auch immer eine Bestätigung ist: der erste sein. Er hat dann also mit mir geschlafen. Ich kann nicht sagen, WIR haben miteinander geschlafen – stimmt ja nicht. Er hat das absolviert, und ich weiß noch genau, daß er sich sofort danach umgedreht hat. Ich hab' unheimlich geheult. Es war so klar, daß es nichts war.
Irgendwann sind wir dann aufgestanden. Die Laken waren ganz blutig. Da hat er gesagt, ich soll die Laken auswaschen, weil er die Wäsche immer zu seiner Mutter schickte, und die durfte das nicht sehen. Ja, und da hab' ich mich angezogen und das Laken ausgewaschen.
Das hat sich dann noch ein paarmal genauso trist wiederholt. Ich hab' auch niemanden gehabt, mit dem ich hätte drüber reden können. Ich war allein. Freundinnen hatte ich nicht, ich hatte nur Kontakt zu Männern, und das war es auch, was ich gesucht habe. Ich brauchte ja Bestätigung." (26)

„Bei allen Frauen immer dasselbe ...
Um die Systematik in den Abläufen der Frauenleben noch einmal deutlich zu machen", resümiert Alice Schwarzer unter anderem diese Punkte als ständig wiederkehrende Etappen im Leben der Frau: (27)
„Erster Beischlaf als Pflichtübung im Ritual des Frauwerdens. Keine tut es aus Lust, alle tun es aus Angst. ‚Weil es ja mal sein mußte' oder ‚Weil er unbedingt wollte'. Für alle ist es ein traumatisierendes Erlebnis. Allen tut es weh."

Dazu ein paar statistische Zahlen: Der jugoslawische Psychologe Dr. Bodan Tekavic untersuchte die Deflorationsmotive junger Mädchen und fand heraus:
71 % tun es, um ihren Freund nicht zu verlieren;
 6 % tun es aus Angst, als altmodisch zu gelten;
16 % aus Neugier.

Die Männer, befragt, warum ihrer Meinung nach die Frauen beim erstenmal mit ihnen schlafen, vermuteten zu 76 %: aus Lust." (28)

„Alle Frauen fühlen sich benutzt, reagieren häufig mit Frigidität. Ausschlaggebend ist vor allem ihre generelle Abhängigkeit in der Beziehung und die Ignoranz ihrer seelischen und körperlichen Bedürfnisse. Entweder haben die Umstände sie wirklich unfähig gemacht, sexuell zu empfinden, oder aber sie werden eben einfach als ‚frigide' abgestempelt (d. h., sie sind unfähig, den sogenannten vaginalen Orgasmus zu bekommen), was sie bei anderen Sexualpraktiken in den meisten Fällen nicht wären. Sie schlafen trotzdem mit den Männern und spielen oft den Orgasmus vor. Entweder, weil sie sich dazu gezwungen fühlen, oder aber, weil sie sich mit Sexualität Liebe erkaufen wollen." (29)

6.1.5 Frauenfeindlichkeit und Selbsthaß

In unserer Gesellschaft ist die Macht ungleich verteilt. Eine kleine Gruppe besitzt wirtschaftliche, politische und normsetzende Macht. Diese kleine Gruppe (nicht zufällig fast ausschließlich Männer) beherrscht die zahlenmäßig größere Gruppe der Nichtbesitzenden, die ja logischerweise zu einem erheblichen Teil auch noch aus Männern besteht. Es überrascht daher nicht, daß die Angehörigen der Nichtbesitzenden sich selbst wieder gesellschaftliche Gruppen suchen, die sie unterdrücken können. Neben einigen Randgruppen, wie Kriminelle, Schwule, Gastarbeiter usw., sind es die Frauen, die das Ziel eines solchen *nach unten weitertretenden Verhaltens* sind. Diese Frauenfeindlichkeit wird sogar von vielen Frauen geteilt, insbesondere auch von weiblichen Aufsteigern. Innerhalb unserer Gesellschaft ist also eine ausgeprägte *Frauenfeindlichkeit* zu beobachten.

Positive weibliche Vorbilder werden im Geschichtsunterricht kaum vermittelt. Die Frauen, die „Geschichte machen" konnten, setzten sich durchweg für männliche Interessen ein. Frauen, die sich für Frauen einsetzten, werden von der männlichen Geschichtsschreibung totgeschwiegen oder lächerlich gemacht (z. B. Emmeline Pankhurst, Luise Otto-Peters, Olymphe Marie Gouges, Lily Braun, Malvida von Meisenbug, Minna Cauer).

Die Frau erlernt vom Mann gemachte Einstellungen und Normen. Hier ist – wie bei vielen anderen benachteiligten Gruppen – ein regelrechter *Selbsthaß* zu beobachten, *der sich am diffamierenden Urteil der Mächtigeren orientiert.* Für die benachteiligte Frau, für den benachteiligten homosexuellen Menschen usw. ist es schwierig, sich vom allgemein abwertenden Urteil zu lösen. Aber gerade dieses Urteil ist gegen sie bzw. ihn selbst gerichtet.

Die Solidarität unter den Frauen wird somit gezielt untergraben, um ernsthafte Emanzipationsversuche zu unterbinden.

Auch die männliche „*Ritterlichkeit*" entpuppt sich bei kritischer Beleuchtung als Diffamierung der Frau. Großzügig verschenkt der ritterliche Mann ein wenig seiner körperlichen Kraft, und die wohlerzogene Dame nimmt dies dankend und anerkennend (bewundernd) entgegen. Die Sekretärin z. B. läßt es zu (oder muß sie es zulassen?!), daß derselbe Chef ihr zunächst rüde Anweisungen gibt und ihr danach zum Arbeitsschluß in den Mantel hilft und ihr die Tür offenhält, weil Frauen doch schwächer sind.

Wie einleitend erklärt wurde, ergaben sich aus der Aufgabenteilung bestimmte Funktionen für Mann und Frau. Die Hälfte der Menschheit mußte die Gesamtheit der Kinder gebären und aufziehen. Während die Frauen zu Hause blieben, um für den Nachwuchs und die Erhaltung der ganzen Sippe zu sorgen, eroberten die Männer die Welt, begannen sie, die Natur zu bewältigen, sich technisch weiterzuentwickeln. Dies konnte nur auf Kosten der Frau geschehen. Und es konnte nur funktionieren, indem die biologisch bedingte ökonomische Arbeitsteilung gefestigt wurde durch die psychische Spaltung der Menschen in männlich und weiblich. Diese Unterdrückung aufgrund biologischer Unterschiede wird *„Sexismus"* genannt. (Vergl. Statistisches Material zur Erwerbstätigkeit der Frau, s. S. 77 f.)

(Literaturempfehlungen zu dieser und der folgenden Unterrichtsstunde befinden sich S. 39.)

6.2 Voraussetzungen für den Unterricht

Es kann davon ausgegangen werden, daß die Jugendlichen in starren Geschlechtsrollen gefangen sind. Sicherlich haben sie schon des öfteren gemerkt, welche Nachteile ihnen durch die Rollentrennung Mann/Frau entstehen. So haben Mädchen oftmals den Wunsch, Jungen zu sein, z. B.
- um den Begleiterscheinungen der Mutterschaft und Menstruation ausweichen zu können
- um größere Karrieremöglichkeiten zu haben
- um bei der Partnersuche aus der zugewiesenen passiven Rolle herauszukommen
- um allgemein das positiver bewertete männliche Verhalten praktizieren zu können

Hier erkennen die Mädchen schon früh, daß sie in bestimmten Bereichen benachteiligt werden. Das wahre Ausmaß dieser Benachteiligung ist ihnen aber nicht bewußt.

Es muß damit gerechnet werden, daß die Jugendlichen erhebliche Widerstände zeigen beim Infragestellen dieser Geschlechtsnormen, die sie doch gerade im Begriff sind zu lernen. Diese Normen stellen für die Schüler einen Orientierungsrahmen dar, in dem sie sich sicher fühlen. Eine kritische Beleuchtung erzeugt u. a. Unsicherheit bezüglich der eigenen Lernziele und Unsicherheit bezüglich des Personenkreises, der diese Normen vermittelte (wie Elternhaus, Schule, Freundinnen, Freunde usw.). Selbst von den besonders betroffenen weiblichen Jugendlichen kann nicht ohne weiteres erwartet werden, daß sie sich gegen die unterdrückenden Normen zur Wehr setzen. Sie haben bisher gelernt, sich an der allgemeinen Frauenfeindlichkeit zu beteiligen. Selbst wenn von den Jugendlichen einzelne Punkte kritisch gesehen werden, sollte der Lehrer daraus noch nicht schließen, daß sie auch schon zu einer grundsätzlichen Neuorientierung bereit sind. Für sie droht dadurch nämlich ein ganzes Wertegebäude zusammenzubrechen.

6.3 Unterrichtsziele

— Die Jugendlichen sollen feststellen, wer die Mächtigen sind und welches Geschlecht sie haben.

— Die Jugendlichen sollen erkennen, daß die festen Geschlechtsrollen die Berufswahl der Frauen sehr einschränken.

6.4 Geplanter Unterrichtsverlauf

Phase	Stoff	Lernorganisation	Didaktischer Kommentar
1.	„Nenne mir bitte eine mächtige, bedeutende Persönlichkeit!"	Impuls Schüler schreiben einen Namen auf einen Zettel und geben diesen an einen Mitschüler bzw. die Mitschülerin, der/die Tafelanschrieb anfertigt. Kein Leistungswettbewerb.	Schüler sollen anhand ihrer eigenen Vorstellungen von „mächtig" und „bedeutend" feststellen, wer „die Mächtigen" sind und welches Geschlecht sie haben. Auf den Tafelanschrieb kommt die Lehrerin/der Lehrer später zurück.
2.	Polaritätenprofil mit der Fragestellung: „Könnte ich . . . werden?" (Spielanleitung s. S. 74, s. S. 75)	Interaktionsspiel Jeder Schüler und jede Schülerin haben ein Polaritätenprofil vor sich liegen, in dem die Werte für die eigene Person eingetragen werden. An der Tafel oder mit Hilfe des Tageslichtprojektors wird ein Klassenprofil mitgearbeitet. (Dient auch als Feedback.)	Durch das Schreien und Flüstern erhält die Arbeit einen stark spielerischen Charakter. Es werden Emotionen geweckt, die Geschlechtsgruppen treten hier geschlossen auf, wie es zur Verdeutlichung des Unterrichtsziels sinnvoll ist.
3.	Zusammenfassung der Ergebnisse: – „Was bemerkt ihr an dem Tafelanschrieb (aus Phase 1)?" – „Welche Stellungen sind für euch erreichbar?" – „Was gibt's für Unterschiede bei Jungen und Mädchen, wenn sie einen Beruf ergreifen wollen?" – „Was möchtet ihr lieber sein?"	Unterrichtsgespräch (Hierzu Statistiken zur Berufstätigkeit der Frau, s. S. 77.)	Hier wird rational und abstrahierend zusammengefaßt, was in Phase 2 gesammelt wurde und eventuell beunruhigte. An dem vorher eingetragenen konkreten Berufswunsch der Schülerinnen und der Schüler wird ihnen vorgeführt, daß ihre Berufswahl vorherbestimmt ist aufgrund der Sozialisation.
	Klasse lernt das Lied „Mädchen, laßt euch nichts erzählen!" (Text, Noten, Platte, vgl. S. 76)	Lied (Dieses Lied sollte in der 7. Unterrichtsstunde wieder eingesetzt werden.)	Hier kommt es einerseits zu einer Entspannung, und andererseits faßt das Lied die Ergebnisse aus der Sicht der Mädchen noch einmal vereinfachend und verallgemeinernd zusammen.

Dorothea Assig/Michael C. Baurmann

7. Geschlechtsrollen sind erlernt

7.1 Inhalt und Hintergrund

7.1.1 Wie werden die Geschlechtsrollen erlernt?

Es entstanden feste Vorstellungen über *„geschlechtsspezifische Eigenschaften"*: Frau = emotional, passiv, weich usw., Mann = rational, aktiv, hart usw. Mann und Frau werden also reduziert auf ein bestimmtes Rollenverhalten.

Jeder Mensch kann gesehen werden als Träger bestimmter Rollen. An die Rolle, die er innehat, werden *Erwartungen* in Form von Normen durch die Umwelt herangetragen.

Wir stehen alle in unserer Gemeinschaft in einer wechselseitigen Kommunikation mit mehreren Menschen und Medien. Dabei werden unsere Meinungen und unser Verhalten in Richtung auf eine allgemeine Übereinstimmung beeinflußt. Es *entstehen Normen*, von denen manche lockerer sind (Haarlänge), andere sind strenger (Tötung).
Diese wechselseitige Interaktion, bei der gewollte und ungewollte Beeinflussung stattfindet, wird *„Sozialisation"* genannt.

Die bei der Sozialisation ablaufenden Prozesse werden heute vorwiegend mit Hilfe der *Lerntheorie* erklärt. Für die Geschlechtsrolle heißt dies beispielsweise: Zwar werden wir geboren mit festbestimmten äußerlichen (körperlichen) Geschlechtsmerkmalen, aber die damit verbundenen Eigenschaften (typisch weiblich, typisch männlich) erlernen wir erst nach der Geburt. (Beispiele hierzu: Farbe der Kinderwäsche, Jungen werden anders gestillt als Mädchen, von Mädchen wird schon früh eine höhere Frustrationstoleranz erwartet, unterschiedliches Spielzeug für Mädchen und Jungen, Jungen weinen nicht usw.)

Ebenso werden wir *sexuell undifferenziert geboren* und erst im Sozialisationsprozeß zur Heterosexualität hin erzogen, z. B. durch Spiele, Lesebuchinhalte, Werbung usw.
Diese *Geschlechtsrollen* sind in unserer Gesellschaft *relativ starr* bestimmt, d. h., die Erwartungen, die an einen Mann oder eine Frau herangetragen werden, sind relativ konstant, und es besteht innerhalb der Gesellschaft eine hohe Übereinstimmung über das, was von einem Mann bzw. einer Frau erwartet wird. Weitverbreitet ist immer noch die falsche Ansicht, diese geschlechtsgekoppelten Merkmale seien angeboren, von Natur aus vorgegeben.

„Die Geschlechtsidentität, Weiblichkeit und Männlichkeit, ist nicht eine biologische Identität, sondern eine psychische. Um es mit Simone de Beauvoir zu sagen: ‚Man kommt nicht als Frau auf die Welt, man wird dazu gemacht.' Die Amerikaner (John Money und Anke A. Ehrhardt, d. Verf.) zitieren in ihrer umfassenden wissenschaftlichen Analyse ‚Männlich – Weiblich' unter anderem folgenden frappierenden Fall:

Im siebten Monat wurde einem Teil eines eineiigen männlichen Zwillingspaares bei der in den USA üblichen Beschneidung der Vorhaut versehentlich der Penis weggebrannt. Die Eltern, ein junges Paar vom Land, sind verzweifelt und folgen zehn Monate später dem Rat eines Chirurgen, den Jungen ohne Penis einfach als Mäd-

chen zu erziehen (wohl in der realistischen Einschätzung, daß in unserer Gesellschaft ein Mann ohne Penis eben kein Mann ist . . .). Die Mutter beginnt das Kind anders zu kleiden, zu frisieren und zu behandeln als seinen Zwillingsbruder. Sie erstatten den Ärzten regelmäßig Bericht über die Entwicklung und ihre Erziehungsmaßnahmen. Die Mutter ermutigt systematisch die Eitelkeit des Kindes, schenkt ihm Schmuck und Schleifen, erzieht es verstärkt zu Sauberkeit und Ordnung. ‚Mit viereinhalb', berichtet sie, ‚war sie bereits viel ordentlicher als ihr Bruder. Sie ist auch mehr darauf bedacht, daß ich sie wasche. Ich habe noch nie ein so ordentliches und eitles kleines Mädchen gesehen.' Eines Tages macht das zum Mädchen erklärte Kind im Stehen Pipi – so, wie es viele kleine Mädchen mal tun. Prompt wird es gerügt, wird ihm beigebracht, daß es sich zu setzen hat: ‚So etwas tut ein kleines Mädchen nicht!' – Gleichzeitig werden bei dem Bruder ähnliche Verhaltensweisen ermutigt. Als er einmal im Vorgarten im Stehen auf die Blumen pinkelt, muß seine Mutter ‚über den Streich lachen'.
Zunehmend imitiert der Junge den Vater, das Mädchen die Mutter. Der Bruder klatscht der Schwester auf den Po (so, wie er es bei Vater und Mutter sieht), will später mal Feuerwehrmann oder Polizist werden und wünscht sich zu Weihnachten eine Garage mit Autos. Die Schwester wünscht sich eine Puppe. Die Mutter möchte, daß später beide studieren, ‚der Junge aber auf jeden Fall, denn er ist ja ein Mann, und da ist das doch besonders wichtig, weil er ein Leben lang verdienen muß.'
Das ‚Mädchen' wird einer kontinuierlichen Hormonbehandlung unterzogen, und nach der Pubertät wird man ihm eine künstliche Scheide einsetzen. Sie wird dann eine ‚normale' Frau sein – nur gebären kann sie nicht. Und die Gebärfähigkeit ist auch der einzige Unterschied, der zwischen Mann und Frau bleibt."(30)

7.1.2 Der Normalitätsbegriff

Die in diesen Geschlechtsrollen Erzogenen müssen sich gemäß den Erwartungen, die an diese Rollen herangetragen werden, verhalten. Bei Nichteinhalten dieser Rollenklischees läuft das Individuum Gefahr, als „krankhaft", „abnorm" usw. abgestempelt zu werden.

Begriffe wie „gesund", „normal" usw. sind für eine Diskussion über das Verhalten in der Geschlechtsrolle, speziell bei der Diskussion über Sexualverhalten, unbrauchbar. Dies zeigt sich immer dann deutlich, wenn diese Begriffe näher untersucht werden.
„Den Vorstellungen von ‚natürlicher' und ‚widernatürlicher' bzw. ‚perverser' Lust liegt ein bestimmtes, von Aristoteles übernommenes ‚teleologisches' Denken zugrunde. Es ist von vorwissenschaftlichen Kategorien bestimmt und baut unter anderem auf einem romantisierenden Naturbegriff auf, dem zufolge sich Menschen, Wesensmerkmale oder Dinge ‚naturgemäß', gleichsam auf ein in ihnen steckendes ‚natürliches Ziel' hin entwickeln . . . Während nun dieses Denken unter dem Einfluß von Rationalismus und Positivismus, beginnend schon bei Wilhelm von Ockham, in den klassischen Naturwissenschaften längst aufgegeben wurde zugunsten einer wissenschaftlichen Analyse der Bedingungen, ist es in der Psychologie und Soziologie, Anthropologie und Biologie noch stark verbreitet: Offenbar haben die meisten Menschen, auch wenn sie eine wissenschaftliche Ausbildung genossen haben, noch starke Widerstände dagegen, sich selbst als kausal determiniertes Forschungsobjekt zu betrachten. Anders wäre es kaum zu erklären, daß sich gerade in den genannten Disziplinen (im Gegensatz zur Physik etwa) noch häufig teleologische Phraseologie findet, der zufolge etwa ein Penis in einer Vagina natürlich sei, in einem Mund oder Anus (als gleichfalls schleimhautbesetzten muskulären Körperöffnungen) hingegen widernatürlich!" (31)

Solche Überlegungen veranlaßten schließlich auch die Kommission für die Richtlinien für Sexualerziehung in Rheinland-Pfalz, derartige Begriffe für solche Diskussionen abzulehnen (32): „Deshalb sollten globale Bewertungen wie ‚gesund', ‚normal', ‚natürlich', ‚sauber' und deren Gegenteil möglichst vermieden werden, da dies Leerformeln sind, die rationales Argumentieren verhindern und heute durchweg nur noch zur Austragung ideologischer Gegensätze verwendet werden."

Die heutige „normale" Sexualität sieht nämlich so aus:
- sie wird *von Männern bestimmt*
- sie ist ausschließlich *auf die Genitalien gerichtet*
- sie ist *penisorientiert.*

Männer müssen in dieser Gesellschaft stark, aggressiv und leistungsorientiert sein. Genau dieses Verhalten zeigen sie dann in der Sexualität. Sexualität ist erst durch einen Orgasmus „erfolgreich". Zärtlichkeit wird nur als Zweck behandelt, um möglichst schnell ans Ziel, nämlich zum Koitus zu kommen. In diese Richtung zielen auch vielfach beschriebene Patentanweisungen für das erfolgreiche Vorspiel. Dabei reduziert sich Sexualität auf *„Drüberrutschen"* – ein Ausdruck, der in der Vulgärsprache tatsächlich benützt wird und nur zu deutlich zeigt, wessen Sexualität praktiziert wird. Ernest Borneman, der den obszönen Wortschatz im deutschen Sprachraum sammelte, konnte demonstrieren, daß hier eine männliche Sprache gebraucht wird. Die Ausdrücke, die er z. B. auf zweieinhalb Seiten für „koitieren" zusammentrug, entspringen zum größten Teil derselben Einstellung gegenüber der Frau wie „drüberrutschen", „durchziehen", „drübersteigen", „umlegen" usw. (33)

Für Männer ist es also die bequemste und schnellste Methode, zum Orgasmus zu kommen, wenn sie ihr Glied einfach in die Vagina stecken. Dabei übergehen sie die sexuellen Bedürfnisse von Frauen. „‚Frigide' ist heute eine Frau, die keinen ‚vaginalen Orgasmus' bekommt, das heißt einen Orgasmus, der ausschließlich durch das Eindringen eines Penis in die Scheide ausgelöst wird. . . . Jedoch: Zur sexuellen Stimulierung muß der klitorale Bereich direkt oder indirekt gereizt werden . . ." (34)

„Masturbierende Frauen wissen das sehr gut. Sie berühren sich fast immer nur außen, also an der Klitoris, und nie innen an der Scheide und kommen dabei zu 85 % (Giese) zum Orgasmus. Diese Frauen spüren instinktiv, wo ihr Lustzentrum liegt, wagen es aber nicht, ihr eigenes Bedürfnis gegen die von ihnen selbst akzeptierten herrschenden Normen und gegen das Verhalten der Männer durchzusetzen. Wie auch die Protokolle zeigen, masturbieren viele Frauen (oft heimlich) bis zum Orgasmus, während sie in der gleichen Zeit mit ihren Männern ‚frigide' sind." (35)

7.1.3 Negative Auswirkungen der Rollenverteilung

Die an die Geschlechtsrollen gebundenen sozialen Normen werden in letzter Zeit besonders von der Frauen-Emanzipationsbewegung kritisiert, weil sie sieht, daß die Frau benachteiligt wird. (Adressen autonomer Frauengruppen im deutschsprachigen Raum befinden sich auf den Seiten 87–89.) Sie will die an das Geschlecht gebundenen Normen aufbrechen und abschaffen.

Die starren und ungerecht verteilten Normen, die unsere Gesellschaft an die Geschlechtsrolle gebunden hat, führen dazu:
- (Mann – Frau) Es werden Menschen benachteiligt, weil sie zufällig ein ungünstigeres Geschlecht bei der Geburt mitbekamen. Die Betroffenen leiden unter ihren fremdbestimmten Rollen. (Vgl. Statistisches Material zur Erwerbstätigkeit der Frau, s. S. 77 f.)

— (Heterosexuelle – Homosexuelle) Es werden Menschen diffamiert, die sich nicht eindeutig diesem Rollenschema zuordnen lassen. Die Betroffenen leiden darunter, daß ihnen eigentlich ihre Rolle abgesprochen wird, sie sind gesellschaftlich weder Mann noch Frau. In Anbetracht der großen Bedeutung der Geschlechtsrolle ergibt sich für die Betroffenen ein erhebliches Identitätsproblem.

„Eine Reihe von Autoren hat schon auf die *Zusammenhänge zwischen sexueller Kanalisierung bzw. Unterdrückung und politischer Macht* hingewiesen, so daß wir uns hier auf den Hinweis beschränken können, daß sich in ihren sexuellen Bedürfnissen durch strenge Normen frustrierte Menschen vermittels ihrer sich fast zwangsläufig bildenden Schuld- und Minderwertigkeitsgefühle sehr leicht von den Herrschenden manipulieren und kontrollieren lassen." (37)

Empfohlene Literatur:
Alice Schwarzer: Der „kleine Unterschied" und seine großen Folgen. Frauen über sich – Beginn einer Befreiung (S. Fischer) Frankfurt (M.) 1975
Shulamith Firestone: Frauenbefreiung und sexuelle Revolution. (Fischer) Frankfurt (M.) 1975
Kursbuch 17: Frau, Familie, Gesellschaft. (Rotbuch-Verlag) Berlin (Auch als Raubdruck: Paco Press.)
Verena Stefan: Häutungen. (Frauenoffensive) München 1975
Dagmar Schultz: Ein Mädchen ist fast so gut wie ein Junge. Sexismus in der Erziehung. Interviews – Berichte – Analysen. Bd. 1 (Frauenselbstverlag) Westberlin 1978
Marina Moeller-Gambaroff: Utopie der Treue. In: Kursbuch 52: Utopien I. (Kursbuch/Rotbuch Verlag) Westberlin 1978
Kursbuch 35: Verkehrsformen I – Frauen, Männer, Linke. Über die Schwierigkeiten ihrer Emanzipation. (Kursbuch/Rotbuch Verlag) Westberlin 1974
Kursbuch 37: Verkehrsformen II – Emanzipation in der Gruppe und die „Kosten" der Solidarität. (Kursbuch/Rotbuch Verlag) Westberlin 1974
Vorgänge Nr. 19: Emanzipation der Männer (Beltz) Weinheim, Basel 1976, Heft 1
Wolfgang Müller, Volker Elis Pilgrim u. a.: Männerbilder. Geschichten und Protokolle von Männern. (Trikont) München 1976
Willi Hau, Jürgen Koch u. a. (Redaktion): Mann bleibst Du Mann oder Die Last mit der Lust. (az-Verlag) Frankfurt (M.) 1977
Almanach 11 für Literatur und Theologie: Der Mann. Ansätze für ein neues Bewußtsein. (Hammer) Wuppertal 1977

7.2 Voraussetzungen für den Unterricht

Die Geschlechtsrollen und die daran gekoppelten Normen sind bei uns sehr starr und daher auch sehr widerstandsfähig gegen Versuche der Einstellungsänderung. Die an die Geschlechtsrolle gekoppelten Normen betreffen im weiteren Sinne das gesamte soziale Verhalten und im engeren Sinne das Sexualverhalten.

Bei der Diskussion sowohl mit Erwachsenen als auch mit Jugendlichen taucht immer wieder der Normalitätsbegriff bzw. Entsprechendes auf. Damit, so scheint es, wird versucht, an einem für das Individuum heiklen Punkt aus der Diskussion auszusteigen: Sobald etwas als abnorm abqualifiziert ist, erübrigt sich ein weiteres Nachdenken. Die Jugendlichen wiederholen häufig gedankenlos diese Argumentationsweise der Erwachsenen. Ihre Gesprächspartner müssen darauf vorbereitet sein. Sie müssen in der Lage sein, die Hintergründe einer solchen Einstellung aufhellen zu können. (Deshalb fügten wir einen Abschnitt über den Normalitätsbegriff ein.)

Die Unterschiede im Rollenverhalten zwischen Mann und Frau und zwischen Homosexuellen und Heterosexuellen werden also von den Jugendlichen meist als naturgegeben gesehen. Dies ist aber nicht nur eine Denkkonvention, sondern auch ein Schutz. Eine Problematisierung des starren Rollenverhaltens bis zur letzten Konsequenz löst beim Individuum Angst aus, weil es sich dann mit den eigenen (aber allgemein verbotenen) unbewußten Wünschen beschäftigen muß.
(Einen tieferen Einblick in diese Problematik wird die folgende 8. Unterrichtsstunde vermitteln.)

7.3 Unterrichtsziele

— Die Jugendlichen sollen erkennen, daß sie selbst schon Rollenverhalten zeigen, daß bestimmte ihrer Fähigkeiten geschlechtsspezifisch sind.

— Die Jugendlichen sollen erkennen, daß die Geschlechtsrollen nicht angeboren, sondern erlernt sind.

— In den Jugendlichen soll das Bedürfnis geweckt werden, Geschlechtsrollen aufzubrechen.

7.4 Geplanter Unterrichtsverlauf

Phase	Stoff	Lernorganisation	Didaktischer Kommentar
1.	Aufgreifen des Polaritätenprofils aus der 6. Unterrichtsstunde. (Jeder Schüler hat es vor sich liegen. Möglicherweise zusätzlich Folie mit Klassenprofil.) „Wie kommt es zu diesen Unterschieden? Wir lernen hier doch alle dasselbe?!"	Provozierender Impuls Kurzes Unterrichtsgespräch	Der Anschluß an die 6. Unterrichtsstunde gelingt mit Hilfe des Arbeitsbogens relativ leicht. Diese Ergebnisse werden noch einmal vergegenwärtigt, da sie auch für die 7. Unterrichtsstunde wichtig sind.
2.	Fähigkeiten durchspielen, die Jungen besser beherrschen als Mädchen und umgekehrt. (Vorschlagsliste S. 42.)	Fähigkeiten werden von Schülerinnen und Schülern beweisartig vorgeführt (auch einer „Zufallsauswahl" an Fähigkeiten ausgegangen. Schüler und Schülerinnen sollen selbst merken, daß die Fähigkeiten geschlechtsgebunden sind und daß es innerhalb ihrer Klasse aber auch Ausnahmen gibt. D. h., auch einige Andersgeschlechtliche können „mithalten". (Sie sind „abnorm".) Sobald sie das Ziel erkannt haben, können Schüler und Schülerinnen eigene Beispiele beitragen und demonstrieren.	Der Lehrer bzw. die Lehrerin nimmt von sich aus keine Geschlechtsunterschiede wahr. Es wird zunächst von einer „Zufallsauswahl" an Fähigkeiten ausgegangen. Schüler und Schülerinnen sollen selbst merken, daß die Fähigkeiten geschlechtsgebunden sind und daß es innerhalb ihrer Klasse aber auch Ausnahmen gibt. D. h., auch einige Andersgeschlechtliche können „mithalten". (Sie sind „abnorm".) Sobald sie das Ziel erkannt haben, können Schüler und Schülerinnen eigene Beispiele beitragen und demonstrieren.
3.	Es stellt sich die Frage: „Weshalb gibt es diese Trennung?" „Lernen wir tatsächlich alle dasselbe?" (Ergebnis: Rolle ist erlernt, denn manche von uns können es auch „verkehrt rum".)	Unterrichtsgespräch	Auch in der Schule lernen Mädchen und Jungen nicht dasselbe: Vgl. Handarbeit und Kochen gegenüber Werken, Geschlechtertrennung im Turnunterricht, Entscheidungen bei Wahlfächern, Erwartungen, die unterschiedlich an Jungen und Mädchen herangetragen werden usw.

<small>Note: In row 2, the "Lernorganisation" column content is: "Fähigkeiten werden von Schülerinnen und Schülern beweisartig vorgeführt (auch als Leistung, weil motivationsfördernd). Praktisch schwer vorführbare Fähigkeiten werden nur zugeordnet (männlich/weiblich). Alle Fähigkeiten werden so an der Tafel in zwei Kategorien gesammelt."</small>

Phase	Stoff	Lernorganisation	Didaktischer Kommentar
4.	Darbietung der Bilder (s. S. 79) als Beleg dafür, wie stark die Geschlechtsrolle von äußeren Attributen abhängig ist.	Betrachten der Bilder (Dabei können die Jugendlichen beim linken Bild abwechselnd die linke und die rechte Gesichtshälfte abdecken. Das rechte Bild steht im Gegensatz zu dem etwas überzeichneten linken.)	Hier wird das Arbeitsergebnis mit einem sichtbaren Beweis untermauert.
5.	Lied: „Mädchen, laßt euch nichts erzählen!" (Vgl. Unterrichtsstunde 6, Phase 4, S. 35.)	Lied	Entspannung und Auflockerung. Ergebnisse werden insbesondere aus der Sicht der Schülerinnen noch einmal zusammengefaßt.

Vorschlagsliste für den Unterrichtsverlauf

7.5 Fähigkeiten, die Mädchen und Jungen aufgrund der Sozialisation unterschiedlich beherrschen:

- auf den Fingern pfeifen (P)
- werfen (P)
- aus einer Flasche trinken (P)
- Nadel einfädeln (P)
- Geld verwalten
- Geld ausgeben
- auf einen Baum klettern
- im Dunkeln allein sein
- sich prügeln
- weinen
- brüllen
- tanzen (P)
- zum Tanzen auffordern (P)
- schmusen (P)
- zärtlich sein (P)
- grob sein
  usw.

Mit (P) gekennzeichnete Fähigkeiten können in der Stunde leicht demonstriert werden.
Einige Fähigkeiten stehen in einer Beziehung zueinander.
Bei vielen Fähigkeiten betrachten es die Jugendlichen als „unnormal", wenn sie vom anderen Geschlecht beherrscht werden.
Die Liste kann speziell im Kommunikationsbereich erweitert werden. Dabei stellt sich eventuell heraus, daß Jungen – bedingt durch eine Erziehung zur aggressiven Auseinandersetzung – emotional gestörter sind als Mädchen.

Homosexualität und der erweiterte Sexualitätsbegriff

Fotos: aus „him"

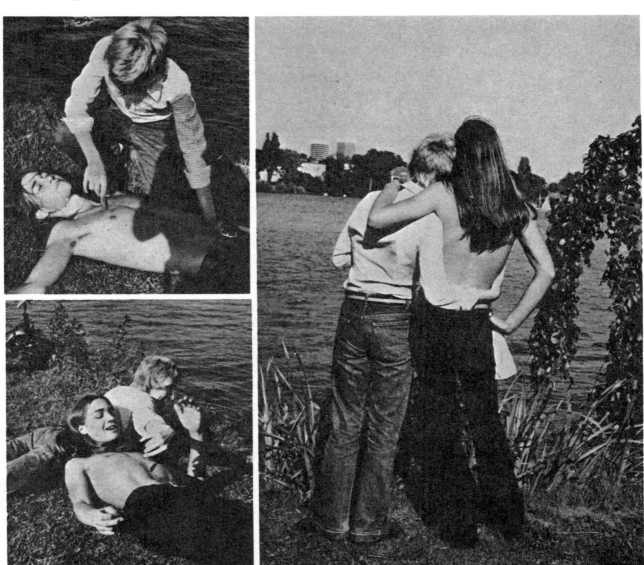

Dorothea Assig/Michael C. Baurmann
8. Ein Jugendlicher merkt, daß er schwule Wünsche hat (= coming out)

8.1 Inhalt und Hintergrund

Jeder Mensch durchläuft während seiner Entwicklung einmal ein Stadium der *Rollenunsicherheit,* und zwar in der Übergangszeit von der Kindheit zum Erwachsenenalter. Jugendliche sind also zu sehen als Menschen, die in einem erheblichen *Rollenkonflikt* stehen, weil sie gleichzeitig mehrere Rollen innehaben, die zeitweise im Widerstreit miteinander liegen (z. B. Kind, Jugendlicher, Erwachsener). Neben dieser Unsicherheit und Unklarheit bezüglich der Selbstverantwortung stellt sich für den Jugendlichen zusätzlich die Frage: „Was für eine Geschlechtsrolle habe ich eigentlich, was darf ich, was erwartet meine Umwelt von mir?" Erschwert wird dieser Zustand, daß unsere Gesellschaft hier wenig Einübungshilfen gibt, denn das sexuelle Verhalten ist tabuisiert, wird versteckt und ist deswegen für Jugendliche schwer erlernbar. Lerntheoretisch ist weiterhin bedeutungsvoll, daß die Jugendlichen in ihrer Kindheit Verhaltensformen lernten, die sie jetzt behindern, wie z. B. Scham, Ekel usw.

8.1.1 Homosexuelles Coming out

„Es spielt sich in einer Umgebung ab, die zur Heterosexualität erzieht und Heterosexualität erwartet." (38)

Wird der oben beschriebene Jugendliche nun mit der Homosexualität konfrontiert, dann können sich neben den schon bestehenden Konflikten weitere ergeben:

a) Schon einfach bei der *passiven Auseinandersetzung* mit der Homosexualität wird die eigene, unsichere Sexualrolle in Frage gestellt, und verdrängte homosexuelle Wünsche werden angesprochen. Dies löst Angst und weitergehend Aggression aus.
b) Im Anschluß an eine *aktive homosexuelle Erfahrung* stellt sich für den jungen Menschen die Frage: „Wie sieht denn überhaupt meine Rolle aus? Welche Rechte und Pflichten sind damit verbunden?" Diese Unsicherheit löst ebenfalls Angst aus.
c) Schließlich kann es dazu kommen, daß sich der bisher heterosexuell verhaltende Mensch *bewußt zu seiner Homosexualität bekennt* (= coming out), und er wird sich bemühen, seine neue Rolle zu finden. Hierbei erhält er aber keine Hilfen durch seine Umgebung. Wieder werden Angst und Unsicherheit ausgelöst im Zusammenhang mit den auftretenden sozialen Schwierigkeiten.

Für *Rollenwechsel,* die von der Gesellschaft toleriert oder gar erwünscht sind, gibt es Hilfen, um diese Übergänge zu erleichtern (vgl. Tanzstunde, Vorschule, neue Arbeitsstelle – Probezeit usw.). Eine Hilfe in der Phase des homosexuellen Coming out gibt es nicht, abgesehen von den wenigen homosexuellen Emanzipationsgruppen. Beim Finden der neuen Rolle ist der/die Schwule auf sich allein gestellt. So ist es nicht verwunderlich, daß viele Homosexuelle an ihrer Umwelt scheitern.

Dannecker/Reiche (39) legten 1974 eine umfangreiche Untersuchung über den homosexuellen Mann in der BRD vor, worin die Befragung von 789 homosexuellen Männern verarbeitet ist.
Es gibt für die BRD keine entsprechende Untersuchung über weibliche Homose-

xualität. Weniger als 10 % englischsprachiger Arbeiten über Homosexualität befassen sich mit Lesbierinnen. *Wissenschaft wird vorwiegend von Männern gemacht*, und diese setzen sich eher mit ihren eigenen Wünschen und Ängsten auseinander als mit denen der Frauen. Dazu kommt noch, daß die *Sexualität von Frauen nicht für wichtig gehalten* und ihre Homosexualität sowieso nur als Heterosexualitäts-Ersatz angesehen wird. Erst heute, unter dem Einfluß der Frauenbewegung, wird die Sexualität von Frauen ein wenig ernster genommen, und Publikationen – auch über Lesben – nehmen zu.

Im Alter von 12 bis 18 Jahren haben, so stellten mehrere Autoren übereinstimmend fest, fast ebenso viele Jugendliche homosexuelle Kontakte wie Koituserlebnisse, nämlich jeweils etwa 20 %.
Dafür bieten sich zwei miteinander zusammenhängende Erklärungen an (40):
a) Während der Pubertät und der mit ihr einhergehenden Identitätsdiffusion kommt es zur Wiederkehr verdrängter homosexueller Strebungen.
b) Für Jugendliche ist es schwer, Sexualpartner zu finden, da heterosexuelle Sexualkontakte in sehr jungen Jahren immer noch tabuisiert sind.
Insgesamt zeigen solche Ergebnisse aber, daß das tatsächliche Verhalten erheblich von unseren strengen Sexualnormen abweicht.

Dannecker/Reiche und Sigrid Schäfer befragten Homosexuelle u. a. über ihr individuelles Coming out. Der Begriff „coming out" entstand im amerikanischen Bürgertum und meint das Debüt der Töchter in der Gesellschaft. Es gibt dort sogar regelrechte „coming out parties". Das Coming out „... ist durch folgende Entwicklungsstufen charakterisiert (41):"

	Durchschnittsalter der Befragten im jeweiligen Stadium	
	homosexuelle Frauen	homosexuelle Männer
Erstes Auftauchen der homosexuellen Triebrichtung im Bewußtsein (erste Idee)	18 Jahre	16,4 Jahre
Zurückdrängen der ersten vagen Idee, homosexuell zu sein (erster Sex mit einem gleichgeschlechtlichen Partner bzw. einer gleichgeschlechtlichen Partnerin)	20 Jahre	16,5 bis 17 Jahre
Selbstwahrnehmung als homosexuell (sicheres Wissen)	20,5 Jahre	19,4 Jahre

Dieser zweieinhalb- bis dreijährige *Zeitraum der Unsicherheit* erscheint aus psychohygienischer Sicht beängstigend lang, denn diese drei Phasen durchläuft der junge Schwule bzw. die junge Lesbe *isoliert von anderen Homosexuellen*, nahezu auf sich allein gestellt. Erst die Aufnahme von Kontakten zu anderen Homosexuellen führt aus der Isolierung heraus.
Bei Frauen setzt die homo*sexuelle* Aktivität erheblich später ein als bei den schwulen Männern. Der eine Grund ist wohl zu sehen in der allgemeinen Behinderung für Jugendliche, sexuelle Erfahrungen zu machen, und diese Normen sind für Mädchen noch rigider als für Jungen. Lesbische Mädchen versuchen durch heterosexuelles Experimentieren die Realisierung homosexueller Wünsche hinauszuzögern.
Lesben werden als Frauen sozialisiert, d. h., sie haben nicht gelernt, ihre eigenen Wünsche und Bedürfnisse wahrzunehmen und auszudrücken. Auch wenn sie ihr

„besonderes Interesse" für Frauen erkennen, verhalten sie sich oft nicht entsprechend, sondern nehmen fast selbstverständlich an dem „typischen, postpubertären heterosexuellen Sozialisationsprozeß" teil. Auch Lesben haben die Frauenrolle, nämlich Hausfrau und Mutter zu sein, verinnerlicht. Ihre einzige Möglichkeit, dieser Rolle gerecht zu werden, ist, die heterosexuelle Norm zu erfüllen. Deshalb vielleicht auch ihr – im Gegensatz zum homosexuellen Mann – verstärktes heterosexuelles Experimentieren.

Der im Coming out befindliche junge Mensch muß sich in dieser Zeit mit *Schuldgefühlen, Angst und Ungewißheit* herumschlagen, und seine Einsicht („Ich weiß, daß ich schwul bin") kommt eher einer *Resignation* als einer offensiven Wendung gleich, bei Frauen übrigens noch stärker als bei Männern, wie die folgende Tabelle zeigt (42).

Emotionale Reaktion auf die Gewißheit über die eigene Homosexualität

	hs. Frauen	hs. Männer
Ich war beunruhigt.	59%	45%
Ich fürchtete mich vor dem, was kommen würde.	45%	34%
Ich dachte, es sei unmoralisch und falsch.	22%	25%
Ich fühlte mich schuldig.	14%	16%
Ich habe mich vor mir selbst geekelt.	3%	6%
Ich war beruhigt.	25%	13%
Ich war glücklich.	38%	17%
Ich war froh.	39%	11%
Ich war stolz.	19%	4%

(Tabelle enthält Mehrfachnennungen. Der Altersdurchschnitt bei den homosexuellen Männern war 19 Jahre.)

Die beiden vergleichbaren Tabellen über die emotionale Reaktion auf die Gewißheit, homosexuell zu sein, zeigen zwei deutliche Tendenzen:

— Beide, sowohl schwule Frauen als auch schwule Männer, leiden sehr unter der Sexualnorm. Lesben äußern mehr Beunruhigung und Furcht.
— Demgegenüber scheint ein deutlicher Unterschied zwischen homosexuellen Männern und homosexuellen Frauen zu bestehen in der Bejahung des eigenen Coming outs. Von den Frauen antworteten mehr mit positiven Gefühlen.
 Dies mag damit zusammenhängen, daß bei schwulen Frauen die Sexualkontakte in entspannterer Umgebung bzw. Atmosphäre stattfinden.

Speziell Homosexuelle aus der Arbeiterklasse haben stärker unter Schuldgefühlen und moralischer Selbstverurteilung zu leiden.

Nach der Befragung wird bei den Männern der *Schritt aus der Isolation* heraus im Durchschnitt erst mit 21½ Jahren getan, also erst zwei Jahre nachdem der junge Homosexuelle ein „sicheres Wissen" über seine sexuellen Wünsche hat. Erst zu diesem Zeitpunkt scheint sich der junge Homosexuelle selbst zu akzeptieren, die Desintegration hinsichtlich des Normen- und Wertgefüges der Gesamtgesellschaft kann jetzt durch die Subkultur aufgefangen werden. Der junge Schwule tritt in sie allerdings nicht mehr als „unbeschriebenes Blatt" ein (43).

Bei Dannecker/Reiche werden etwa 10% der männlichen Homosexuellen als *„Spätentwickler"* bezeichnet, d. h., bei ihnen findet das Coming out erst später statt. Für ihr erst relativ spätes Bekenntnis zu den homosexuellen Wünschen geben Dannecker/Reiche zwei Erklärungsmöglichkeiten (44):
- „Es gelingt ihnen, auch den Schimmer einer Ahnung abzudrängen. Und so kann der erste – spät stattfindende – sexuelle Kontakt mit einem Mann zum homosexuellen Schlüsselerlebnis werden."
- „Eine andere Gruppe unter den ‚Spätentwicklern' hat wohl mehrere sexuelle Kontakte mit Männern gehabt, jedoch keinen Zusammenhang zwischen diesen Kontakten und entsprechenden Triebwünschen geahnt. Homosexuelle Erlebnisse werden dann als ‚pubertäre Verirrungen' angesehen – ..."

Zusammenfassend kann also gesagt werden, daß die Phase des Coming outs bei Homosexuellen gekennzeichnet ist durch einen starken Identitätskonflikt, durch Verdrängung, Selbstverleugnung und durch starke Konflikte mit der sozialen Umwelt.

8.1.2 Verführung

„Das Thema ‚Verführung zur Homosexualität' ist ebenso anachronistisch wie lebendig.... Die Erfahrung, daß durchaus überzeugende Argumente gegen sexuelle Tabus kaum jemand zu überzeugen vermögen, erweckt jedoch Widerstand gegen eine Auseinandersetzung mit dem Komplex Verführung." (45)

Trotz dieser pessimistischen Sichtweise von Dannecker/Reiche soll auf die Verführungshypothese eingegangen werden, und zwar deshalb, weil es ernst zu nehmende Autoren gibt, die diese These unterstützen, ohne die dafür nötigen Beweise vorzulegen. Im Gegensatz dazu gibt es einige, wenn auch immer noch wenige Untersuchungen, die andeuten, daß die Verführungshypothese mehr einer *Apartheid-Ideologie* entspringt, als daß sie wissenschaftlich fundiert ist. Mit „Apartheid-Ideologie" ist hier gemeint, daß analog zu dem schwarz-weißen Konflikt in Südafrika die Schwulen von Autoren häufig behandelt werden als etwas Minderwertiges, etwas Verstümmeltes, vor denen man die Heterosexuellen schützen müsse. Wenn sie schon existieren, dann sollen sie von den Heterosexuellen getrennt bleiben, damit es zu keiner Vermischung, Verführung komme.

Beispielhaft kann hier der Sexualpädagoge Rudolf Affemann zitiert werden, der in manchen Kreisen immer noch als Kapazität gilt: „Indem wir so die Integration der Homosexualität in partnerschaftliche Beziehungen fördern, leisten wir einen Beitrag, einen Herd öffentlicher Ansteckung unserer latent homosexuellen Jugendlichen zu verkleinern. Für dieses Ja der Gesellschaft zur homosexuellen Partnerschaft muß allerdings eine Gegenleistung gefordert werden: Homosexuelle Beziehungen dürfen – auch wenn sie nicht als sexuell im strengen Sinne zu bezeichnen sind – nicht in der Öffentlichkeit ausgeübt werden. Öffentliche Zärtlichkeiten Homosexueller infizieren latent homosexuelle Jugendliche und pervertieren sie damit. Wenn hier der Vollzug homosexueller Partnerschaft in geschlossener Gesellschaft verlangt wird, geschieht das nicht diskriminierend vor dem Hintergrund des alten Tabus. Ich fordere dies um der möglichst ungestörten Reifung des jungen Menschen zu heterosexueller Liebesfähigkeit willen. Falls nicht anders möglich, muß durch ein Zusatzgesetz gesichert werden, daß diese homosexuelle Partnerschaft, für die neue Formen zu finden sind, nicht in der Öffentlichkeit geschieht." (46)

Der französische Soziologe Hocquenghem beschreibt die heterosexuelle Gesellschaft treffend als mit einer „antihomosexuellen Paranoia" behaftet (47).

„Ob die Verführung als Tendenz oder als strenge Kausalbeziehung aufgefaßt wird – die Tradition, in der diese Theorie über sie steht, ist die Angst und Abwehr." (48)

8.1.2.1 Verführungsdiskussion als Beispiel der Frauenunterdrückung

Bei der homosexuellen Verführung von Jugendlichen und Kindern durch Erwachsene kommt für den Gesetzgeber nur der Mann in Frage. Eine Frau, die lesbische Liebe macht, kann offensichtlich nicht zur Sexualität verführen.
Hier wird deutlich, daß
- die Frau bei uns allgemein gesellschaftlich übersehen wird
- die Sexualität der Frau nicht „für voll genommen" wird
- für Männer erst über den Penis Sexualität möglich ist.

1957 kam es vor dem Bundesverfassungsgericht zu einer diesbezüglichen Klage, weil der Kläger annahm, der im Grundgesetz gesicherte *Gleichheitsgrundsatz* werde *verletzt,* wenn homosexuelle Männer für etwas bestraft werden, was lesbische Frauen dürfen. Dieses Urteil, bei dem die Klage abgeschmettert wurde, hat heute noch Gültigkeit.
Bei der Begründung des Urteils (49) tritt durch das Gericht und durch die wissenschaftlichen Gutachten offen die diffamierende Einstellung gegenüber der Homosexualität allgemein und der weiblichen Homosexualität im besonderen zutage. Schon die Formulierungen der Fragen an die Gutachter waren tendenziös, so z. B.: „In welcher Richtung stellen männliche Homosexualität einerseits und lesbische Liebe andererseits eine soziale Gefährdung dar?"
Die Gutachter kamen im Prozeß insgesamt teilweise zu längst als falsch erwiesenen Aussagen. In der Urteilsbegründung wurden folgende „Unterschiede des Natürlichen" bei männlichen und weiblichen Homosexuellen beschrieben:

- „Auch für das Gebiet der Homosexualität rechtfertigen biologische Verschiedenheiten eine unterschiedliche Behandlung der Geschlechter."
- „... daß bei der Frau körperliche Begierde (Sexualität) und zärtliche Empfindungsfähigkeit (Erotik) fast immer miteinander verschmolzen sind, während beim Manne, und zwar gerade beim Homosexuellen, beide Komponenten vielfach getrennt bleiben".
- „... daß die Anfälligkeit gegen Verführung der zum gleichgeschlechtlichen Verkehr Aufgeforderten in der Pubertät je nach Geschlecht verschieden ist. ... Die Gefahr solcher Fehlprägung ist aber bei Mädchen weit geringer als bei männlichen Jugendlichen".
- „... daß das Mädchen weit mehr als der Knabe durch ein natürliches Gefühl für sexuelle Ordnung bewahrt werde, ... daß die Mädchen altersmäßig früher auf heterosexuelle Beziehungen fixiert seien".
- „... daß die Verbreitung der weiblichen Homosexualität hinter der männlichen erheblich zurückbleibt".
- „Sodann tritt die männliche Homosexualität unvergleichlich viel stärker in der Öffentlichkeit in Erscheinung, was wesentlich durch das größere weibliche Schamgefühl und größere Zurückhaltung der Frau in Geschlechtsfragen bedingt sein dürfte."
- „... daß angesichts des auch bei der Lesbierin vorhandenen Überwiegens zärtlicher Empfindungen über das rein Geschlechtliche zwischen einer lesbischen Beziehung und einer zärtlichen Frauenfreundschaft kaum eine Grenze zu ziehen ist".

— „Männliche Homosexuelle streben häufig zu einer homosexuellen Gruppe, lehnen aber familienhafte Bindungen meist ab und neigen zu ständigem Partnerwechsel. Lesbische Verhältnisse hingegen tendieren allgemein zur Dauerhaftigkeit."

Zusammenfassung des Urteils: „Entscheidend ist, ob es sich von den biologischen Verschiedenheiten her bei der männlichen und weiblichen Homosexualität um verschiedene Tatbestände handelt. Hiervon ist das Gericht auf Grund des Gesamtergebnisses der Beweisaufnahme überzeugt. Daher kann der Verfassungsgrundsatz von der Gleichberechtigung der Geschlechter hier keine Anwendung finden. Diese Feststellung wird noch dadurch bestätigt, daß in dem Kampf um die Gleichberechtigung der Geschlechter von einer Gleichbehandlung männlicher und weiblicher Homosexualität niemals die Rede war." (50)

In dieser Urteilsbegründung findet eine diffamierende Behandlung aufgrund biologischer Unterschiede statt, die sich ganz deutlich an der männlichen Moralvorstellung orientiert:
— Der männliche Homosexuelle sei gefährlich und müsse deshalb weiter bestraft werden, u. a. weil er familienhafte Bindungen ablehne.
— Die Lesbierin trete selten und wenig spektakulär an die Öffentlichkeit, also kann man sie totschweigen. Überhaupt betreibe sie kaum Sexualität, sondern gliedlose Zärtlichkeiten bzw. Erotik. Schließlich wird dem Mädchen ein „natürliches Gefühl für sexuelle Ordnung" zugesprochen, weil sie früher auf heterosexuelle Beziehungen fixiert sei. Sie besäße auch größere Widerstände gegenüber Verführung.
— Die Verführung als solche wird erst gar nicht in Frage gestellt.

8.1.2.2 Ergebnisse zur männlich-homosexuellen Verführung

Stellvertretend für mehrere Untersuchungen, die der Gefahr der homosexuellen Verführung widersprechen, soll hier kurz auf eine neuere niederländische Untersuchung (1970) eingegangen werden. Der sog. „SPEIJER-REPORT" (51) ist für diese Fragestellung insofern von besonderem Interesse, weil es sich hier um einen von dem niederländischen Parlament eingesetzten Gutachterausschuß, also ein neutrales Gremium, handelte. Besetzt war dieser Ausschuß mit den führenden holländischen Fachleuten und mit den Vertretern der verschiedenen Verbände. Außerdem befragte das Gremium alle (!) Professoren für Psychiatrie, Sozialpsychiatrie, Kinderpsychiatrie, forensische Psychiatrie, Psychopathologie und Sozialmedizin in den Niederlanden zum Thema und stützte sich schließlich noch auf ein ausführliches internationales Literaturstudium.

Zusammenfassend kommen die Autoren zu folgendem Ergebnis: „Nichts deutet an, daß homosexueller Kontakt Jugendliche mit heterosexueller Ausrichtung zu einer bleibenden homosexuellen Formung ihrer Sexualität bringt; und nichts deutet darauf hin, daß ein Kontakt für die betroffenen Minderjährigen eine schädliche Wirkung haben muß. Im Gegenteil: *Homosexuelle Kontakte können für Jugendliche mit homosexueller Ausrichtung positiv sein,* besonders wenn sie Gefühle von Streß und Frustration vermindern oder überwinden können."
„Homosexueller Verkehr mit Minderjährigen über 16 Jahren kann nur unter Strafe gestellt werden, wenn diesen Personen oder der Gesellschaft hierdurch juristisch relevanter Schaden zugefügt wird, der bei heterosexuellem Verkehr mit Personen dieses Alters nicht zu befürchten ist."

Aber gerade dies wird in dieser Untersuchung energisch bestritten. (Das niederländische Parlament schloß sich im übrigen dem Vorschlag dieses Gremiums an und setze das Schutzalter im homosexuellen Bereich auf ebenfalls 16 Jahre wie im heterosexuellen Bereich.)

„Homosexuelle Verführung, so wäre zu präzisieren, gibt es wohl, denn schließlich muß ein junger Homosexueller auch einmal anfangen. Verführung zur Homosexualität im Sinne einer durch sie erworbenen Prägung gibt es dagegen nicht (52) . . . Niemand würde wohl im Ernst daran denken, einen Heterosexuellen zu fragen, wann und wodurch er heterosexuell geworden ist." (53) . . .

8.1.3 Sündenbockfunktion der Homosexuellen

„Die aus den unverarbeiteten Triebtendenzen resultierenden eigenen Unlustgefühle werden . . . als *Projektion gegen Sündenböcke,* z. B. gegen sexuell Deviante oder Delinquente, abreagiert." (54)

Es kann davon ausgegangen werden, daß ein Großteil unserer Bevölkerung bereits homosexuelle Erfahrungen in seinem Leben gemacht hat. (Würde man die heterosexuellen Männer streng definieren, etwa als Personen, die in ihrem Leben bisher ausschließlich heterosexuelle Erfahrungen gemacht haben, so wären nach Kinseys Umfragen *lediglich 50 % der amerikanischen Männer* als *ausschließlich heterosexuell* zu bezeichnen, und dies in einer Gesellschaft, die zur Heterosexualität erzieht!) (55)
Weiterhin kann davon ausgegangen werden, daß, bedingt durch die gesellschaftlichen Normen, viele Menschen bei uns *homosexuelle Wünsche verdrängen.* Bei manchen tauchen diese verdrängten Wünsche offen konflikthaft auf, bei anderen treten sie nur maskiert an die Oberfläche des Bewußtseins. Da also Homosexuelle in unserer Gesellschaft scharf sanktioniert werden, muß der Gedanke „Bin ich vielleicht auch schwul?!" eine starke *Angst* auslösen. Nur so ist es zu erklären, daß so viele Menschen die homosexuellen Mitmenschen als Bedrohung empfinden, repräsentieren diese doch einen Teil des unterdrückten Unbewußten. Die Konsequenz daraus ist, daß nicht nur das eigene Unbewußte, sondern auch *der Homosexuelle* – gewissermaßen *als Mahnmal der eigenen verurteilten Wünsche* – bekämpft wird. (In einem Unterrichtsentwurf zur Homosexualität von StD Dr. Ludwig Spanner: „Es ist [erfreulicherweise] festzustellen, daß es sich dabei um eine Minderheit handelt.") (56)
Ein solches Verhalten ist auch anderen Außenseitergruppen gegenüber festzustellen und läßt sich sehr deutlich an der Berichterstattung in der Boulevardpresse über Kriminalität im allgemeinen und die Sittlichkeitsdelikte im besonderen verfolgen. Es werden Außenseiter angeprangert, und die Leser genießen es, sich über diese Außenseiter zu empören, glauben sie doch, sich dadurch von eben denselben Wünschen in sich selbst distanzieren zu können. Stellvertretend für die eigenen verurteilten Wünsche werden die Außenseiter gegeißelt. Die Sündenbock-Funktion dieser Berichterstattung ist nur zu offensichtlich. (Vgl. Pressematerial zum „Lesbenprozeß", S. 85).

Empfohlene Literatur:
Martin Dannecker und Reimut Reiche: Der gewöhnliche Homosexuelle. Eine soziologische Untersuchung über männliche Homosexuelle in der Bundesrepublik. (S. Fischer) Frankfurt (M.) 1974.
Helmut Ahrens et al: Die Homosexualität in uns, in: Kursbuch 37, Verkehrsformen II. (Rotbuch-Verlag) Berlin, Okt. 1974.
Martin Hoffman: Die Welt der Homosexuellen. Beschreibung einer diskriminierten Minderheit. (Fischer) Frankfurt 1971.
Sigrid Schäfer: Sexuelle und soziale Probleme der Lesbierinnen in der BRD, in: Ergebnisse zur Sexualforschung. Hrsg.: Schorsch/Schmidt, Köln 1975.
„Speijer-Report": Gutachten des Gesundheitsrates für das niederländische Parlament (über die männlich-homosexuelle Verführung). Zu beziehen über SAP, Postfach 138, CH-3000 Bern 9, Schweiz, 1976. (51)
Bruno Vogel: Alf, Roman. (Achenbach) Lollar 1977 (3. Aufl.)

8.2 Voraussetzungen für den Unterricht

Das homosexuelle Coming out wird hier aus zweierlei Gründen näher behandelt:
- weil mehr Jugendliche sich mit dem Problem „rumschlagen", als allgemein angenommen wird. Es sollen Hilfen gegeben werden;
- weil die Schwierigkeiten, die auf die jugendliche Homosexuelle bzw. den jugendlichen Homosexuellen zukommen, als exemplarisch gelten können für die negativen Folgen rigider Sexualnormen.

Die Unterrichtenden müssen damit rechnen, daß in jeder Klasse einige Jugendliche sitzen, die bereits ausführliche homosexuelle Erfahrungen gemacht haben. Weiterhin müssen sie damit rechnen, daß ein weiterer (größerer) Teil der Schüler die Homosexualität als Bedrohung ansieht, weil bei ihnen unbewußte, stark sanktionierte Wünsche vorhanden sind, die verdrängt werden. Gerade diese Menschen verurteilen diese Normabweichung aber häufig am schärfsten. Der homosexuelle Mitmensch wird als Sündenbock für die eigenen nicht akzeptierten Wünsche bestraft. Gerade bei dieser Gruppe muß mit starken, irrationalen Abwehrmechanismen gerechnet werden.
Deswegen und auch wegen der allgemeinen Verunsicherung bei der Rollenfindung sollten die Unterrichtenden verständnisvoll vorgehen.
Schließlich muß sich die Lehrkraft selbst die Frage stellen, welche Einstellung sie zur Homosexualität hat und wie sie zu dieser Einstellung kam. Er erscheint uns fragwürdig, daß ein Erwachsener, der der Homosexualität ablehnend oder nur duldend gegenübersteht, dem Jugendlichen hier eine Hilfe geben kann.
Es wäre von großem Nutzen, wenn von Schüler- und Erwachsenenseite Einstellungen und Ängste offen gezeigt werden würden.

8.3 Unterrichtsziele

- Die Jugendlichen sollen ihre ausschließliche Heterosexualität in Frage stellen.
- Die Jugendlichen sollen erfahren, wie schwierig die Identitätsfindung (coming out) bei jungen Homosexuellen ist.

8.4 Geplanter Unterrichtsverlauf

Phase	Stoff	Lernorganisation	Didaktischer Kommentar
1.	Jugendliche haben (nach Zufall verteilt) entweder das Bild S. 80 oder das Bild S. 81 vor sich liegen. „Was ist hier abgebildet?" Darauf: – heterosexuelle Antworten – homosexuelle Antworten – Überraschung (wenn das Bild S. 80 für die Darstellung eines heterosexuellen Paares gehalten wurde)	Impuls (2 Bilder mit homosexuellen Paaren) Unterrichtsgespräch	Die Bilder konfrontieren die Jugendlichen mit Darstellungen von Sexualität zwischen Männern bzw. Frauen. Das männliche Paar wird evtl. zunächst gar nicht als solches erkannt. Die Bilder können bei den Jugendlichen Erstaunen oder Erschrecken wegen verdrängter eigener Wünsche auslösen. Wenn die Jugendlichen zur Abwehr (Überspielen-Wollen) anfangen zu zoten, so sollte das nicht sanktioniert werden. Zu den homosexuellen Praktiken: Sie unterscheiden sich nicht von heterosexuellen.
2.	Es wird auf die Geschichte aus der 1. Std. verwiesen (vgl. S. 63). Notfalls wiederholen. Dabei entsteht die Frage: „Wäre die Situation anders gewesen, wenn es zwei Mädchen gewesen wären?"	Lehrervortrag und Unterrichtsgespräch	Schüler und Schülerinnen haben zu den Bildern wahrscheinlich eine größere persönliche Distanz als zu der Geschichte. Beides reizt aber zur Identifikation, d. h. zur Projektion eigener Erlebnisse und Wünsche.
3.	Fragen zur Geschichte (die Bilder liegen noch vor!): „Wie kam es zu dieser Situation?" „Welche Gefühle hatten die beiden Jugendlichen, als sie ihre homosexuellen Wünsche entdeckten?" „Was machen sie weiter, nachdem sie ‚sich entdeckt' haben?" („Wie geht's weiter?")	Gruppenarbeit (jeweils 3 bis 4 Jugendliche). Wenn jeder Schüler bzw. jede Schülerin eine Frage bearbeitet, erhält die Kleingruppe jeweils eine Fortsetzungsgeschichte. Umfang muß begrenzt werden.	Schülerinnen und Schüler projizieren sich in die Situation und durchleben ihre eigenen Wünsche und Ängste. Durch die Bearbeitung ist ein Angstabbau zu erwarten, – weil ein Thema bearbeitet wird, über das sonst selten gesprochen wird, auch untereinander nicht – weil Schülerinnen und Schüler die Erfahrung machen, daß Mitschüler dieselben Probleme haben.
4.	Zusammentragen der Gruppenergebnisse (Geschichten).		Lehrer muß notfalls „seine" Version vorlesen, um einige Fakten klarzustellen.

Eckehard Kunz
9. Die homosexuelle Subkultur

9.1 Inhalt und Hintergrund

Jungen und Mädchen haben es nicht einfach, miteinander Kontakt aufzunehmen. Zwar gibt es für sie viele Möglichkeiten, sich kennenzulernen: die Schulklasse, gemeinsame Freizeiten, Diskotheken, Schwimmbad usw., aber das hilft alles nichts, wenn Hemmungen den Kontakt verhindern. Es gibt also auch hier Schwierigkeiten. Dennoch kann man sagen, daß die Kontaktaufnahme für heterosexuelle Jugendliche einfacher ist als für homosexuelle. Zumindest sind die Widerstände von außen sehr verschieden. Unter Heterosexuellen ist Flirten völlig selbstverständlich, niemand stört sich daran. Der Flirt umfaßt mehr als das Ansprechen und wird weitgehendst akzeptiert. Daß sich ein Junge und ein Mädchen in der Diskothek küssen, stößt kaum auf Ablehnung.

Für schwule Jugendliche ist die Kontaktaufnahme doch noch erheblich schwerer. Sie leben im Grunde ständig in der Angst, total verurteilt, abgelehnt oder bestenfalls als Kranker akzeptiert zu werden. Diese Diskriminierung wird auf die Dauer so verinnerlicht, daß sie sich selbst als Schwule verabscheuen und sich nicht akzeptieren, wie sie sind.

Die gesellschaftliche Diffamierung der Homosexuellen, die in dieser Beschreibung zum Ausdruck kommt, nötigt sie, sich Räume zu schaffen, in denen sie unter sich sein können. Nur dann besteht die Möglichkeit, Kontakt zu anderen Schwulen aufnehmen zu können, ohne Beschimpfung oder Lächerlichkeit befürchten zu müssen. Hier können sie die Sicherheit haben, als Homosexuelle akzeptiert zu werden. Diese Räume sind vom Alltags- und Berufsleben der Homosexuellen getrennt. In ihnen entwickelt sich so etwas wie eine eigene Kultur und Lebensform.

Zentraler Treffpunkt ist die besonders eingerichtete Bar. In jeder Großstadt gibt es mehrere davon. Die Bar bildet den „gesellschaftlichen Sammelpunkt im Leben der Homosexuellen" (57). Dort trifft man sich abends mit seinen Bekannten und kann neue Kontakte anknüpfen. Es gibt Kommunikation und selbstverständlich auch die Hoffnung, einen Freund/eine Freundin zu finden. Obwohl die Bars fast ausschließlich von Schwulen besucht werden (und jeder hat seine besondere!), haben sich in letzter Zeit einige auch anderen Besuchern geöffnet.
Andere Treffpunkte der Schwulen sind stärker auf den unmittelbaren genital-sexuellen Kontakt ausgerichtet. Dazu gehören als Clubs eingerichtete Saunen, öffentliche Toiletten (Klappen) und Parks, die vor allem in der Dunkelheit aufgesucht werden. Auch an diesen Orten ist Kommunikation möglich, sofern die Beteiligten dies wollen. Meistens konzentriert sich das Interesse aber ausschließlich auf den genital-sexuellen Kontakt, der hier schneller zu haben ist als in der Bar.

Die Subkultur der Lesbierinnen sieht anders aus als die der homosexuellen Männer. Es gibt keine Klappen, keine Parks und auch keine Prostitution. Die Bar ist der einzige Treffpunkt für Lesben. „Weil es keinen anderen Ort gibt, wo man Lesbierinnen treffen kann, wird die Homosexualität zum einzig gemeinsamen Nenner" (58). Diese Reduzierung auf ein sexuelles Verhalten im engeren Sinn verhindert Solidarität und fördert die Kontaktlosigkeit der Frauen. Nur hier in der Bar hat die Lesbierin die Möglichkeit, eine Freundin kennenzulernen und sexuelle Beziehungen anzuknüpfen. Sowohl die Erziehung der Frauen als auch die Atmosphäre in der Bar verhindern, daß Frauen aufeinander zugehen. Das Kennenlernen einer anderen

Frau kann sehr kompliziert sein. Die Spielregeln, die sich aus der Angst vor Ablehnung heraus entwickelt haben, müssen eingehalten werden.

Wenn ein Schwuler eine Bar oder einen Park besucht, hat er einen entscheidenden Schritt getan. Er hat sich seine Homosexualität selbst zugegeben. Er hat sich entschieden, mit anderen Schwulen Kontakt aufzunehmen und nicht länger Verzicht zu leisten. Insofern ist dies ein für seine Entwicklung wichtiger Schritt, selbst wenn er dabei in Kauf nimmt, daß der Weg in die Subkultur in einen abgegrenzten, von der übrigen Realität abgetrennten Raum führt.

Es ist einfach, die in der homosexuellen Subkultur anzutreffenden Verhaltensweisen zu verurteilen. Nicht nur, daß es sich dabei um eine abgeschlossene Welt handelt, die neben dem sogenannten „normalen" Leben existiert, sie weist auch Formen zwischenmenschlichen Umgangs auf, die alles andere als Zeichen befreiter Sexualität sind. Die flüchtigen Kontakte in dunklen Parks, der schnelle Klappensex geben Anlaß genug, über die Homosexuellen herzufallen. Aber zwei Dinge würden dabei übersehen. Erstens: Die homosexuelle Subkultur mit ihren verschiedenen Treffpunkten gibt vielen Schwulen überhaupt erst die Chance, sich selbst zu akzeptieren und ihre Wünsche zu verwirklichen. Zweitens: Die homosexuelle Subkultur ist auf Grund und als Folge der gesellschaftlichen Diskriminierung der Homosexuellen entstanden. Viele Verhaltensweisen, die in ihr beobachtet werden, haben sich in einer langen Tradition der gesellschaftlichen Ächtung und der Selbstunterdrückung herausgebildet und können so schnell nicht abgebaut werden.

Das Verhalten der Homosexuellen und ihre Treffpunkte sind den meisten unbekannt, oder sie haben gerüchteweise davon gehört. Dies ist auch, weil es sich um eine relativ abgeschlossene Welt handelt, nicht weiter verwunderlich. Daher ist dieser Bereich auch von dem Geruch des Geheimnisvollen und Gefährlichen umwittert, und nicht zuletzt werden daraus die Vorurteile über die Kriminalität der Homosexuellen genährt.

(Literaturempfehlungen zu dieser und der folgenden Unterrichtsstunde befinden sich S. 59)

9.2 Voraussetzungen für den Unterricht

Wenn in dieser Unterrichtsreihe die Homosexualität als gleichberechtigte Form sexuellen Verhaltens herausgestellt wird, kann schon aus sachlichen Gründen nicht auf eine Darstellung der homosexuellen Subkultur verzichtet werden. Damit verbindet sich die Absicht, ohne Abscheu oder verklemmte Neugier darüber zu sprechen. Beides sind häufige Reaktionen, wenn die Rede auf diesen Bereich kommt. Sie stehen in engem Zusammenhang: Die aggressive Abwehrhaltung gegenüber den „Unanständigen" ergänzt sich mit dem Wunsch, möglichst viel über etwas zu erfahren, was man insgeheim selbst gern erleben möchte. Wird das homosexuelle Verlangen als etwas Legitimes gezeigt, das auch Erfüllung finden soll, so erübrigt sich die Abscheu. Information und offenes Gespräch über das homosexuelle Verhalten in der Subkultur machen die versteckte Neugier überflüssig.

Kindern und Jugendlichen ist subkulturelles Verhalten nicht unbekannt. In verschiedenen Gruppen, Cliquen und Clubs wird es von ihnen praktiziert. Daß das „Unter-sich-Sein" in der Unterscheidung zur Erwachsenenwelt etwas bedeuten kann, ist für viele Jugendliche eine wichtige Erfahrung. Dafür haben sie auch eigene Formen des Zusammenseins, der Kommunikation und des Sichgebens entwickelt. Die spezielle Jugendkultur ist allerdings längst von der Industrie als Absatzmarkt erkannt worden. Die Art der Kleidung, die Diskotheken und ihre Pop-Musik zeigen inzwischen solche Übereinstimmungen mit der Art und Weise, in der sich die homosexuelle Subkultur ausstattet, daß die gegenseitige Beeinflussung offensichtlich wird.

Die Schwierigkeiten oder auch die Leichtigkeit der Kontaktaufnahme unter den Jugendlichen, besonders zwischen Jungen und Mädchen, sind ein weiterer Erfahrungsraum, an den angeknüpft werden kann. Im übrigen zeigt sich auch hier, daß die Umgangsformen in Diskotheken an Direktheit und sexueller Zurschaustellung denen in homosexuellen Bars oft nicht nachstehen. Als Konsequenz kann sich daraus ergeben, die Formen der Kontaktaufnahme der Jugendlichen auf die ihnen zugrunde liegenden Einstellungen zum anderen zu befragen, ob sie z. B. von Ängstlichkeit oder Aggressivität gekennzeichnet sind.

Von daher wird es auch nicht schwerfallen, die Bedingungen zu verstehen, die das gegenseitige Kennenlernen von Schwulen und ihre Zärtlichkeit zueinander in der Öffentlichkeit verhindern. Dies ist der Ausgangspunkt, um den Zusammenhang zwischen der homosexuellen Subkultur einerseits und der öffentlichen Diskriminierung der Homosexuellen andererseits zu begreifen.

Es ist anzunehmen, daß es unter den Kindern und Jugendlichen, die am Unterricht teilnehmen, einige gibt, die an homosexuellen Kontakten interessiert sind oder die auch schon konkrete Erfahrungen auf diesem Gebiet haben. Für sie ist diese Unterrichtseinheit hilfreich, da ihre Ängste zur Sprache kommen können und verallgemeinert werden (ich bin damit nicht allein!). Sie bekommen detailliertere Informationen über wichtige Lebensbereiche der Homosexuellen und Einblick in die Versuche, den ständigen Frustrationen zu entgehen. Dabei wird auch die Problematik dieser Versuche angedeutet, so daß auch ein kritisches Verhältnis dazu entstehen kann.

9.3 Unterrichtsziele

— Die Jugendlichen sollen erfahren, daß die Orte in der homosexuellen Subkultur die einzigen, wenn auch fragwürdigen Möglichkeiten sind, sich zu treffen.

— Die Jugendlichen sollen vertraut gemacht werden mit einer gesellschaftlichen Realität, die sonst vollständig tabuisiert wird.

9.4 Geplanter Unterrichtsverlauf

Phase	Stoff	Lernorganisation	Didaktischer Kommentar
1.	Der Einführungstext mit der abschließenden Frage wird vorgetragen (s. S. 82). Die Schüler sollen Möglichkeiten der Kontaktaufnahme gemeinsam herausfinden.	Lehrervortrag Gruppenarbeit (mit Berichterstatter)	Die eigenen Erfahrungen der Kinder/Jugendlichen, ihre Vorstellungen werden in die Gruppenarbeit eingebracht und diskutiert.
2.	Auswertung der Arbeitsgruppenergebnisse und Diskussion. Ausführliche Ergänzung: Wo und wie treffen sich Schwule?	Berichte aus den Arbeitsgruppen Unterrichtsgespräch Lehrervortrag – mit Hilfe des vorgelegten Materials oder eigener Zusammenstellung gemeinsame Lektüre des Textes	Es ergibt sich eine Sammlung verschiedener Möglichkeiten. Die von den Schülern geäußerten Vermutungen werden durch Dokumente ergänzt bzw. korrigiert.
3.	Fortsetzung der Dokumentation: Bericht eines 18jährigen (S. 82).	Darbieten des Bildes S. 83 von der „Klappe" gebundenes Unterrichtsgespräch	Der Text enthält mehrere Aspekte der homosexuellen Subkultur in anschaulicher Form.
4.	Herausarbeiten der verschiedenen Aspekte der homosexuellen Subkultur (Material dazu S. 84).		Diese Textanalyse ist nur im gemeinsamen Gespräch und unter Anleitung zu schaffen. Es kommt darauf an, auch die gegenseitigen Abhängigkeiten der herausgearbeiteten Aspekte aufzuzeigen. Schlußfrage: Wie könnte es auch anders gehen?

Ralf Dose
10. Schwulenemanzipation

10.1 Inhalt und Hintergrund

Homosexuelle Frauen und Männer, die in der Öffentlichkeit als Schwule auftreten, erfahren vielfältige Diskriminierungen:
- sie geraten in Konflikt mit ihren Eltern, mit ihrer Verwandtschaft und mit ihren Bekannten;
- sie riskieren, mit den Kolleg(inn)en am Arbeitsplatz einen ständigen Kleinkrieg führen zu müssen, wenn ihnen nicht ohnehin nahegelegt wird, den Betrieb zu wechseln;
- bei den Arbeitsämtern werden Männer, die als Schwule erkennbar sind, als „nicht vermittelbar" abgelehnt;
- Schwule, die in pädagogischen Berufen arbeiten, müssen bei Bekanntwerden ihrer sexuellen Einstellung mit der Entlassung rechnen, weil in der Öffentlichkeit immer noch die Meinung besteht, der Umgang mit Homosexuellen bedeute für Kinder und Jugendliche eine erhöhte „Verführungsgefahr";
- ein schwules/lesbisches Paar, das sich in der Öffentlichkeit so verhält, wie jedes heterosexuelle Paar es tut, muß mit Aggressionen in verschiedenen Abstufungen rechnen – von befremdeten Blicken bis zu tätlichen Angriffen;
- schwule Männer müssen bei ihrer Partnerwahl auf den immer noch bestehenden § 175 StGB mit seiner besonderen Altersgrenze (18 Jahre) Rücksicht nehmen, wenn sie sich nicht der Gefahr einer gerichtlichen Bestrafung aussetzen wollen;
- Schwule, die ständig zusammenleben wollen, sind gegenüber heterosexuellen Ehepaaren vielfältig benachteiligt (Rentenansprüche, Erbrecht, Trennungsgelder u. ä.).

Alle diese Beispiele, die sich beliebig vermehren ließen, machen deutlich: das Einbringen seiner/ihrer Sexualität in das tägliche Leben, die Selbstverständlichkeit des Umgangs mit dem Freund/der Freundin ist schwulen Männern und Frauen fast unmöglich. Als Gründe für dieses Verhalten der Umwelt lassen sich in aller Kürze etwa folgende Punkte anführen:
- Das in die Subkultur abgedrängte „Privatleben" der Schwulen ist den meisten Heterosexuellen völlig unbekannt, wirkt dadurch angsterregend und löst Spekulationen aus, die nicht an der Realität geprüft werden können. Deshalb enthält unser Entwurf eine ausführliche Information über die schwule Subkultur.
- Schwule Männer und Frauen konfrontieren ihre heterosexuelle Umwelt mit einem Teil von deren eigener Sexualität, den diese sich nicht erlaubt. Die Angst vor der eigenen (Homo-)Sexualität führt dann zur Aggression gegen diejenigen, die diesen Teil ihrer Persönlichkeit ausleben.
- Als weiteres angstauslösendes Moment kommt hinzu, daß sich – der Logik herrschender zwischenmenschlicher Beziehungen folgend – jeder Mann einem Schwulen gegenüber als potentielles Sexualobjekt fühlen muß: eine Situation, in der „normalerweise" nur eine Frau steht. Lesbische Frauen dagegen entziehen sich der Zumutung, Sexualobjekt für einen Mann zu sein; sie verfolgt der Haß der um ihre „Rechte" Geprellten und die Meinung, daß es ohne Mann „eben doch nicht geht" (vgl. die „Bild"-Serie „Die Verbrechen der lesbischen Frauen", Januar/Februar 1973, oder die Berichterstattung über den Ihns-Prozeß im Sommer 1974) (s. S. 85).
- Schwule Männer und Frauen passen nicht in das in unserer Gesellschaft herrschende Schema der Rollenverteilung von „Mann" und „Frau". Da es keine Alternative zu diesem Schema gibt, gelten schwule Männer als „weibisch", lesbi-

schen Frauen wird unterstellt, daß sie „vermännlicht" seien. Diese Aussagen konkretisieren sich am Erscheinungsbild der „Tunte" und des „kessen Vaters" – Versuchen der Schwulen, mit den ihren Bedürfnissen nicht gerecht werdenden gesellschaftlichen Rollenfestlegungen fertigzuwerden.

Alle diese Begründungen für die verschiedenartigen Diskriminierungen von Homosexuellen und Homosexualität sind in unserer Gesellschaft selbstverständlich nicht als etwas Naturgegebenes anzusehen. Sie beruhen weitgehend auf älteren und sehr alten gesellschaftlichen Entwicklungen – z. B. der Arbeitsteilung zwischen Mann und Frau oder der Herausbildung der Kleinfamilie im Frühkapitalismus (59) –, die ihre Bedeutung bis heute nicht verloren haben, obwohl sie von der gesellschaftlichen Entwicklung überholt sind. Diskriminierungen sexueller Verhaltensweisen bleiben bestehen, weil es Leute gibt, die Vorteile davon haben,
– wenn z. B. Frauen als billigere Arbeitskräfte zur Verfügung stehen, die man (Reservearmee) nach Belieben wieder an den Kochtopf zurückschicken kann;
– wenn Schwule am Arbeitsplatz erpreßbar sind und sich daher besonders angepaßt verhalten, um nur ja nicht aufzufallen;
– wenn Arbeiter sich über einen schwulen Kollegen/eine schwule Kollegin aufregen und ihren Ärger an ihm/ihr ablassen, statt gemeinsam die Veränderung ihrer Lage anzugehen;
– wenn Frauen wie Schwule gezwungen sind, mögliche Partner durch äußere (käufliche) Attribute, wie modische Kleidung u. ä., auf sich aufmerksam zu machen, statt persönliche Anerkennung aus der täglichen Arbeit in der und für die Gesellschaft ziehen zu können (60).

Die Identität von schwulen Frauen und Männern wird durch die vielfältigen Diskriminierungen in unserer Gesellschaft beschädigt. Diese beschädigte Identität einerseits und die Ablehnung der gesellschaftlichen Verhältnisse, die diese Beschädigungen verursachen andererseits sind die Anknüpfungspunkte für die Arbeit der in den letzten Jahren überall in der BRD und Westberlin entstandenen homosexuellen Aktionsgruppen.
Die meisten dieser Schwulen-Emanzipationsgruppen entstanden in den Jahren 1971/72 im Gefolge des umstrittenen Films „Nicht der Homosexuelle ist pervers, sondern die Situation, in der er lebt" von Rosa v. Praunheim.
Politisch stehen die Schwulen-Organisationen meist in der Nachfolge der Studentenbewegung, deren Zersplitterung sie mit einigen Jahren Verspätung mittlerweile z. T. nachvollzogen haben. Bei den Gründungsmitgliedern handelt es sich oft um solche, die während der Studentenbewegung politisiert worden waren, aber feststellen mußten, daß ihre Probleme mit der Gesellschaft für die bestehenden Organisationen nicht relevant und sie selbst als einzelne nicht in der Lage waren, sich entsprechend zu vermitteln.
Auch die Arbeits- und Aktionsformen ähneln weitgehend denen der Studentenbewegung. Damit ist auch schon der Mitarbeiterkreis dieser Organisationen umschrieben: überwiegend Studenten und Fach(hoch)schüler, nur zu geringen Teilen Lehrlinge, (Fach-)Arbeiter und Angestellte. Demgemäß ist auch die Altersgruppe 18 bis 35 Jahre überrepräsentiert, Ältere findet man fast gar nicht. Schwule Frauen und Männer sind z. T. in den gleichen Gruppen organisiert, z. T. hat es nach anfänglichen Gemeinsamkeiten eine Trennung in eine Frauen- und eine Männergruppe gegeben (Homosexuelle Aktion Westberlin – HAW – und Lesbisches Aktionszentrum e. V.), wobei sich die lesbischen Gruppen stärker an die übrigen Frauengruppen anschlossen. Dem liegt die Tatsache zugrunde, daß auch schwule Männer als Männer erzogen worden sind und bestimmte, Frauen unterdrückende Verhaltensweisen nicht einfach ablegen können, während andererseits schwule Frauen nicht nur ihre Diskriminierung als Schwule, sondern auch die, die sie als Frau erfahren, für sich aufarbeiten müssen.

Die folgenden Aussagen über die Aufgaben einer Schwulenorganisation beziehen sich primär auf Männergruppen:

- Schwule sind auf Vereinzelung hin sozialisiert, können ihre Bedürfnisse nicht kollektiv artikulieren, geschweige denn in der Öffentlichkeit auftreten. Hier sollten Arbeitsgruppen zur Selbsterfahrung helfen, die Vereinzelung aufzuheben, erfahrbar zu machen, daß es anderen genauso geht, daß man gemeinsam stärker ist gegen eine feindliche Umwelt. Die ersten Aktionen in der Öffentlichkeit wurden oft getragen von solchen Selbsterfahrungsgruppen. Im weiteren Verlauf der Entwicklung einer Schwulen-Aktionsgruppe behalten die SE-Gruppen ihre Bedeutung als Anlaufstelle für neue Mitglieder zur Unterstützung der individuellen Emanzipation.
- Ein anderer Anspruch war, die in der Subkultur geübten Verhaltensweisen zu durchbrechen, intensivere zwischenmenschliche Beziehungen zu ermöglichen, die auch Raum geben für Kontakte, die nicht nach dem Alles-oder-nichts-Prinzip ablaufen. Daraus ergab sich eine Reihe von Problemen: Zum einen führte dieser Anspruch zu einer Konfrontation mit denen, die an der Schwulenunterdrückung unmittelbar verdienen: den Barbesitzern. Einzelne Mitglieder oder auch ganze Aktionsgruppen erhielten Hausverbot in manchen Lokalen. Andererseits konnte aber die jeweilige Organisation nicht alle Partnerwünsche erfüllen, so daß ihre Mitglieder – jeder für sich – weiterhin auf die Subkultur angewiesen waren. Der Widerspruch, das Funktionieren des Sexmarktes Subkultur einerseits durchschaut zu haben, andererseits mangels konkreter Alternativen trotzdem von ihr abhängig zu sein, führte für viele organisierte Schwule zu schweren Konflikten.
- Eine Hauptaufgabe war und ist die Arbeit mit der und in die heterosexuelle Öffentlichkeit hinein. Hierbei lassen sich zwei wichtige Teilbereiche unterscheiden, aber nicht streng voneinander trennen: Aktionen, die die persönliche Emanzipation der Mitwirkenden als Hauptziel haben, und solche, die stärker auf Einstellungs- und Verhaltensänderung des angesprochenen Publikums ausgerichtet sind. Zu der ersten Form gehören „offen schwules" Verhalten in heterosexuellen Lokalen oder das Tragen von Abzeichen, die den Träger als Homosexuellen kennzeichnen. Eine Mischform sind Veranstaltungen wie die Schwulen-Demonstrationen 1971 in Münster und Pfingsten 1973 in Westberlin, die sowohl Forderungen nach außen tragen wie auch den Beteiligten einen Begriff der gemeinsamen Stärke vermitteln sollten. Direkt auf die Information der Bevölkerung gerichtet waren und sind Aktionen wie die Verteilung von Flugblättern zu Schwule diskriminierenden Artikeln in der Presse (Ihns-Prozeß, Massenmord in Houston), das Verfassen eigener Artikel, die Aufstellung von Infoständen im Stadtzentrum, die Mitarbeit an Rundfunk-, und Fernsehsendungen. Hierher gehören auch die auf Einladung von Jugendgruppen u. ä. stattfindenden Diskussionsveranstaltungen.

Empfohlene Literatur:
Dannecker, Martin, und Reiche, Reimut: Der männliche Homosexuelle. Eine soziologische Untersuchung über männliche Homosexuelle in der Bundesrepublik. (S. Fischer) Frankfurt (M.) 1974
Hoffman, Martin: Die Welt der Homosexuellen. Beschreibung einer diskriminierten Minderheit. (S. Fischer) Frankfurt (M.) 1971
Zum Zusammenhang von Arbeiterbewegung und Emanzipation der Schwulen vgl.:
Graf, Torsten/Steglitz, Mimi: Homosexuellenunterdrückung in der bürgerlichen Gesellschaft, in: Probleme des Klassenkampfes 16, 4. Jahrgang, H. 4, 1974, S. 19–50
Beschreibung eines Ansatzes lesbischer Frauen zu ihrer Emanzipation vgl.:
Kuckuc, Ina: Der Kampf gegen Unterdrückung (Frauenoffensive) München 1975
Lesbisches Aktionszentrum Westberlin (Hrsg.): Frauenliebe. Texte aus der amerikanischen Lesbierinnenbewegung. (Oktoberdruck) Berlin 1975
Lautmann, Rüdiger: Seminar: Gesellschaft und Homosexualität. (Suhrkamp) Frankfurt (M.) 1977
Jaekel, Hans Georg (Hrsg.): Ins Ghetto gedrängt. Homosexuelle berichten. (Lutherisches Verlagshaus) Hamburg 1978

10.4 Geplanter Unterrichtsverlauf

Phase	Stoff	Lernorganisation	Didaktischer Kommentar
1.	Schüler bekommen Arbeitsbogen mit Zeitungsausschnitt (s. S. 86) und Fragen zur Beantwortung: Warum ist es peinlich, wenn jemand schwule Kontakte hat? Warum können Schwule ihre Kontakte nicht öffentlich suchen?	Gruppenarbeit mit Arbeitsbogen	Anknüpfung an die Subkulturstunde unter einer neuen Fragestellung. Schüler stellen Erscheinungsformen der Diskriminierung zusammen.
2.a	Vortragen der Ergebnisse	Berichte aus den Arbeitsgruppen	Die Schüler haben Gelegenheit, ihre sicherlich immer noch bestehenden, ihnen von ihrer Umwelt beigebrachten Vorbehalte gegenüber Schwulen zu artikulieren. Der Lehrer kann die genannten, vermutlich meist auf der Erscheinungsebene liegenden Begründungen durch den Rückbezug auf die Schüler selbst und die Nützlichkeitserwägung in Frage stellen. 1. und 2. Ziel
b	Diskussion der Ergebnisse unter der Fragestellung: Wenn, wie wir gelernt haben, jeder von uns ein bißchen schwul ist, warum werden dann schwule Frauen und Männer überhaupt diskriminiert? Wem nützt so etwas?	Unterrichtsgespräch mit Lehrerimpulsen	
3.	Was können die Schwulen selbst und was können wir als Mitbetroffene gegen die Diskriminierung tun? (Evtl. Informationen über Schwulengruppen) (s. S. 90)	Unterrichtsgespräch Lehrerinformation	Schüler entwickeln Ideen (bei Einzelstunden evtl. auch als häusliche Überlegung). Schüler erhalten Anschriftenlisten der Schwulengruppen, um Interessierten die Kontaktaufnahme zu erleichtern.

Phase	Stoff	Lernorganisation	Didaktischer Kommentar
4.	Ein schwuler Lehrer (Lehrerin) wird entlassen. Was können wir dagegen tun? (Vgl. S. 91 und 92)	Rollenspiel alternativ: Gruppenarbeit	Situationsvorgabe: Der Lehrer/die Lehrerin o. ä. ist entlassen worden, weil das Bezirksamt von seiner/ihrer Homosexualität erfahren hat. Gespielt wird eine Auseinandersetzung mit dem Stadtrat, in der dieser seine Entscheidung verteidigt, Schüler und Eltern für die Weiterbeschäftigung plädieren. Alternative: Die Schüler schreiben auf, was ihnen als mögliche Aktion gegen eine solche Entscheidung der Schulbürokratie einfällt; entwerfen Flugblätter, malen Transparente, verfassen Zeitungsartikel usw. In diesem Fall folgt das Gespräch thematisiert, z. B. die Realisierungsmöglichkeiten der verschiedenen Vorschläge.
5.	Besprechung der Gruppenergebnisse	Unterrichtsgespräch	Das Gespräch thematisiert z. B. die Realisierungsmöglichkeiten der verschiedenen Vorschläge. 3. Ziel

10.2 Voraussetzungen für den Unterricht

In den ersten Stunden dieses Entwurfs haben wir versucht, Homosexualität als eine mögliche Verhaltensweise jedes Menschen zu thematisieren. Die Stunde über die schwule Subkultur stellt dagegen, ausgehend von gesellschaftlichen Gegebenheiten, die Homosexuellen als eine besondere soziologische Gruppe in den Vordergrund. Jetzt soll versucht werden, die Gründe für die Diskriminierung der Schwulen (also auch die Gründe für die Herausbildung dieser soziologisch besonderen Gruppe) in Verbindung zu bringen mit der Einsicht, selbst davon betroffen zu sein. Dieser Schritt ist notwendig, damit die angestrebte Solidarität der Schüler mit schwulen Frauen und Männern nicht als abstrakte, sie selbst nicht berührende Forderung stehenbleibt, sondern jedem klar ist, daß mit einer Diskriminierung der Schwulen immer auch ein Teil seiner selbst abgelehnt wird.

10.3 Unterrichtsziele

– Die Jugendlichen sollen erkennen, wie und in welchem Maße Homosexuelle in unserer Gesellschaft diskriminiert werden.

– Sie sollen erkennen, daß die Diskriminierung nicht nur die Schwulen, sondern alle trifft, weil sie alle potentielle Homosexuelle sind.

– Sie sollen verstehen, daß zum Glücklichsein des Menschen gehört, seine Interessen zu erkennen und dafür zu kämpfen.

Anhang
Arbeitsmaterialien für den Unterricht

Eckehard Kunz:
Was hat Frau Pohl im Zimmer ihres Sohnes Klaus gesehen?

Herr und Frau Pohl arbeiten beide in der Buchhaltung der Firma Wittling & Co. Sie haben dort beide ihren Beruf gelernt und sich in der Firma hochgearbeitet. Wegen eines Ausfalls ihrer Buchhaltungsmaschine bekommen sie montags zwei Stunden eher frei, die sie an einem anderen Tag nacharbeiten müssen.
Nach Dienstschluß gießt Frau Pohl noch die Blumen im Büro. Dann wäscht sie sich noch einmal die Hände. Sie beeilt sich, denn ihr Mann wartet schon unten im Fabrikhof auf sie.
Familie Pohl wohnt in dem nahen siebenstöckigen betriebseigenen Mietshaus. Sie gehen zu Fuß nach Hause. Unterwegs unterhalten sie sich über ihren vierzehnjährigen Sohn Klaus. Sie stellen fest, daß er in der letzten Zeit in der Schule nachgelassen hat. „Überhaupt ist er ganz anders geworden", sagt Frau Pohl. Darauf Herr Pohl: „Na ja, er ist jetzt eben in der Pubertät."
Beim Aufschließen ihrer Vierzimmerwohnung hören sie leise Musik. Im Korridor entdecken sie an der Garderobe eine Jeansjacke, die nicht ihrem Sohn gehört. Sie könnte zu einem Jungen oder Mädchen passen. Frau Pohl stürmt in das Zimmer ihres Sohnes, stößt einen Schrei aus und kommt sofort zurück in den Korridor. Bleich und verstört ruft sie: „Schweinerei!"
Herr Pohl nimmt sie in die Arme und fragt beunruhigt: „Was ist denn los?"

Was hat Frau Pohl im Zimmer ihres Sohnes Klaus gesehen?

1. Unterrichtsstunde

Horst Kirchmeier:
Skandal in Wien (61)

In einem Café in Wien sitzen Karl, Leopold und Franz an einem Tisch und trinken ihren Kaffee. Man schreibt das Jahr 1916. Es ist ein schöner Wintertag, die Luft klar und kalt. „Herr Ober, ich hätt' gern eine Mehlspeis", ruft Leopold dem Ober zu.
„Komme sofort", sagt der Ober und bringt nach einiger Zeit auf einem Teller mehrere Hefeschnekken und Zuckerhörnchen. „Ad libidinem", sagt der Ober, als er die Schnecken und einige frische „Glas Wasser" auf den Tisch stellt. Es ist einer jener Scherze, die der Ober Paul immer mit den Studenten treibt. Die Studenten lachen. Franz bohrt ein Loch in eine Schnecke und steckt ein Hörnchen hinein. Sie sind alle drei Studenten der Medizin. Karl nimmt einen Schluck von dem neugebrachten Wasser. Dann fragt er: „Was ist das eigentlich genau, diese Libido?"
„Da mußt du Leopold fragen", sagt Franz, „der besucht seit einiger Zeit die Vorlesungen des Herrn Dr. Sigmund Freud."
Franz preßt das Hörnchen weiter in die Schnecke, hebt beide hoch und sagt: „Das ist die Libido."
„Das nicht", sagt Leopold gereizt, „höchstens die Lust zum Bumsen. Aber ihr seid Deppen."
„Wieso wirst du beleidigend", sagt Franz gedehnt. „Ich hab' von dem Stockhammer Bepperl gehört, daß der Dr. Freud lustige Schweinereien erzählt in der Vorlesung."
„Der Stockhammer Bepperl ist auch ein Depp", sagt Leopold, „und versteht genausowenig wie ihr." Ein feingekleideter Herr am Nebentisch mit zartgepunkteter Fliege und kurzem Bart lächelt Leopold zu und sagt: „Sehr richtig."
„Was mischt sich der denn ein?" flüstert Karl.
„Wer ist denn er?" fragt Franz.
„Nicht so laut", sagt Leopold, „das ist der Dr. Breuer. Ein Freund und wissenschaftlicher Mitarbeiter von Dr. Freud."

2. Unterrichtsstunde

„Ja, aber ich habe gehört", sagt Franz, „daß sich auch der jetzt von Freud getrennt hat. Seit dieser Dr. Freud nur noch hinter allem die Sexualität wittert."
„Wie du das darstellst", sagt Leopold sauer, „das ist eine wissenschaftliche Kontroverse."
„Ach was", sagt Franz, „die Schweinereien des Herrn Dr. Freud werden ihm halt auf die Nerven gehen." Der feingekleidete Herr von nebenan, der mittlerweile bezahlt hat, steht auf und bleibt vor dem Tisch, an dem die Studenten sitzen, stehen.
„Mir gehen Ihre Kindereien auf die Nerven, meine Herren", sagt er.
„Dieser junge Herr hat völlig recht" – und er lächelt Leopold zu – „ich glaube, Sie sollten dringend die Vorlesungen des Dr. Freud besuchen. Breuer. Meine Empfehlung, die Herren!" Dr. Breuer verläßt das Café.
„Jetzt habt ihr's", lacht Leopold, „der hat's euch gegeben." Franz springt auf. „Gar nichts hat er uns gegeben. Es widerstreitet jeder Sittlichkeit und bürgerlichen Moral, was dieser Herr Freud in seinen Vorlesungen an Schweinereien bringt."
Leopold springt auf und packt Franz am Arm: „Das wagst du zu behaupten, obwohl du den Dr. Freud noch nie gehört hast?"
„Uns reicht, was wir über ihn gehört haben", schreit Karl.
„Mäßigung, meine Herren. Mäßigung", sagt Paul, der Ober, der durch den Krach herbeigekommen ist. „Ein Schalerl Kaffee weniger und ein Glas Wasser mehr möchte den Herrn bekommen."
„Ach was, ich zahle", sagt Franz.
„Herr Franz ist heute sehr indigniert", meint der Ober Paul und rechnet.
„Zwei Kaffee und die Mehlspeis", sagt Franz.
„Ja richtig", sagt der Ober, „ein Penis plus Vagina macht zusammen drei Schilling." Die Studenten an den Nebentischen lachen.
„Paul, sei nicht so albern", sagt Franz gereizt.
„Ich, Herr Franz?" sagt der Ober pathetisch, „das kann doch nicht Ihr Ernst sein."
„Auch dieses Café ist schon psychoanalytisch verseucht", sagt Franz. Die Studenten lachen.
„Euch wird das Lachen schon noch vergehen", schreit Franz. „Wir werden doch sehen, ob in Österreich nicht noch einige national und christlich Gesinnte zu finden sind, die den Schweinereien des Herrn Freud den Garaus machen. Komm, Karl, wir gehn", sagt Franz, nimmt seinen Hut und verläßt zornig das Café. Karl folgt ihm.
Leopold winkt Paul an den Tisch: „Paul, ich habe mich richtig geschämt."
„Ach was", sagt Paul, „wie sollen sie denn anders sein bei dieser verlogenen Gesellschaftsmoral. Das haben sie alles von ihren Eltern, von ihrer Erziehung. Das sind lauter dumme Buben, die den Dr. Freud bekämpfen, weil sie Angst vor ihm haben."
„Du hast recht, Paul", sagt Leopold, „sie haben Angst vor der Sexualität. Ich muß jetzt gehn. Ich will heute abend noch in die Oper."
„Viel Spaß, Herr Leopold. Aber nächstes Mal, Herr Leopold, erzählen Sie mir wieder etwas aus der Vorlesung von Dr. Freud. Man fängt da an, so allerhand richtig zu verstehen."
„Aber natürlich", sagt Leopold. „Servus, Paul."
„Guten Tag, Herr Leopold. Beehren Sie uns bald wieder."

Wenige Tage später kommt Leopold am Nachmittag zur Universität, um eine Vorlesung über die Neurosenlehre von Dr. Sigmund Freud zu hören. Er ist erstaunt, wie überfüllt der Vorlesungssaal schon eine Viertelstunde vor Beginn der Vorlesung ist. Da sieht Leopold in der ersten Reihe Franz sitzen. Mit rotem Kopf. Eifrig im Gespräch mit den Studenten der nächsten Reihen. Es ist eingetreten, was Leopold befürchtet hat. Franz, der zu den konservativen Studenten zählt, hat seine Korps-Brüder mobilisiert, um die Vorlesung des Dr. Freud zu stören. Leopold findet noch einen Platz in der letzten Reihe. Kurz vor Beginn der Vorlesung kommt aufgeregt Dr. Breuer in den Saal und nimmt neben Leopold Platz.
„Dieses rege Interesse an der Vorlesung gefällt mir gar nicht. Da steckt ein geplanter Skandal dahinter."
„Die Konservativen", sagt Leopold.
In diesem Augenblick betritt Dr. Sigmund Freud den Vorlesungssaal. Die Studenten trampeln zur Begrüßung wie üblich. Dr. Freud geht zum Katheder, breitet sein Manuskript aus und beginnt zu le-

sen. Es geht um die Entwicklung der Sexualfunktion. Zunächst ist alles ruhig. Dann liest Dr. Freud folgende Sätze:
„Es ist begreiflich, daß meine Forschungsarbeit Aufsehen und Widerspruch hervorrief, als sie allen populären Ansichten über die Sexualität widersprach. Meine Hauptergebnisse sind folgende: 1. Das Sexualleben beginnt nicht erst mit der Pubertät, sondern setzt bald nach der Geburt mit deutlichen Äußerungen ein." Da springt einer auf und schreit: „Ungeheuer, nicht einmal unsere Kinder sind ihm heilig."
Ein älterer Student springt ihm bei: „Vielleicht ist das im Orient so, wo Ihre Vorfahren herkommen, Herr Freud, aber nicht in einem Kulturvolk wie Österreich." Der halbe Saal schreit bravo und klatscht Beifall. Dr. Freud lächelt kurz und fährt dann in seiner Vorlesung fort: „2. Es ist notwendig, zwischen sexuell und genital scharf zu unterscheiden. Der erstere ist der weitere Begriff und umfaßt viele Tätigkeiten, die mit den Genitalien nichts zu tun haben."
Franz springt auf: „So, und deshalb kommen Sie zu solchen Schweinereien, zu solchen Behauptungen wie: daß es Sexualität gibt zwischen Mutter und Sohn, Eltern und Kindern, Lehrer und Schüler. Und das nennen Sie wissenschaftlich. Zoten sind das."
Andere springen auf, klatschen begeistert Beifall. Die Mehrheit der Studenten schreit wild durcheinander. Man sieht geballte Fäuste, rote Köpfe, schreiende Menschen. Ausdrücke wie „Zerstörung der Volksmoral", „abartig", „entartet", „überzüchtet" fliegen durch den Raum. Dr. Freud winkt dem Universitätspedell. Er flüstert mit ihm. Der Pedell verkündet vom Katheder, daß Dr. Freud seine Vorlesung über die Sexualfunktion abgebrochen hat.
Die Studenten verlassen den Vorlesungssaal. Zornbebend verläßt Leopold neben Dr. Breuer den Vorlesungssaal. Er ist ganz verzweifelt und sagt immer wieder: „Es ist eine Schande. Es ist eine Schande." Dr. Breuer legt ihm die Hand auf die Schulter und sagt: „Es ist die Angst, mein Lieber, die Angst vor der eigenen Sexualität."

Die Zitate der Vorlesung sind entnommen aus: Sigmund Freud: Abriß der Psychoanalyse, (Fischer) Frankfurt (M.) 1972, S. 14 f.

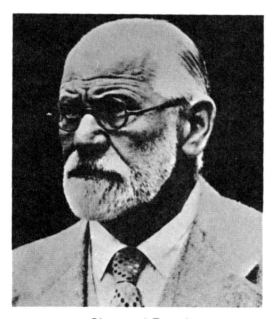

Sigmund Freud

Sigmund Freud (Lebenslauf)

- 6. Mai 1856 – geb. in Freiberg (Mähren) (gehörte damals zur österreichisch-ungarischen Monarchie) mittelständische jüdische Familie
- 1859 – Vater verläßt wegen geschäftlicher Schwierigkeiten Freiberg
- 1860 – Umzug nach Wien, wo die Familie in sehr bedrängten Verhältnissen lebt

Herbst 1873	– Studienbeginn an der Medizinischen Fakultät in Wien, beschäftigt sich insbesondere mit Biologie und Physiologie, Forschungsauftrag über „Anatomie des Aals". Erste Untersuchungen über die mögliche Verwendungsweise des Kokains; daraus ist die Benützung des Kokains für örtliche Betäubung in der Augenheilkunde entstanden.
Okt. 1885 bis Febr. 1886	– Reise zum bekannten Neurologen und Psychiater Charcot in Paris, um Hysterie und Hypnose zu studieren (in der medizinischen Fachwelt galten diese Themen als anstößig, unseriös)
1886	– zurück nach Wien, Gründung einer Privatpraxis als Facharzt für Nervenleiden, Heirat
1888	– Reise nach Nancy, erlernte bei Liébault und Bernheim die Hypnose Freundschaft und Zusammenarbeit mit Breuer, der ebenfalls ein Facharzt für Nervenleiden ist
1895	– „Entwurf einer wissenschaftlichen Psychologie", den Freud an seinen Freund Fließ in Berlin schickt „Studien über Hysterie"
März 1896	– erstmaliger Gebrauch des Begriffes „Psychoanalyse"
1897	– Wahrnehmung der kindlichen Sexualität
1900	– „Traumdeutung" veröffentlicht
1905	– „Drei Abhandlungen zur Sexualtheorie" veröffentlicht
etwa 1906	– mehrere Schweizer Psychiater schließen sich seinen Meinungen an
April 1908	– Erster Internationaler Psychoanalytischer Kongreß in Salzburg
Sept. 1909	– Vorträge in USA
1911–13	– fachliche Auseinandersetzungen unter den Psychoanalytikern
1914	– Erste Erwähnung des „Ich-Ideals", später „Über-Ich"
1915–17	– „Vorlesungen zur Einführung in die Psychoanalyse" an der Universität Wien
Mai 1933	– Freuds Bücher werden in Berlin verbrannt
Mai 1936	– 80. Geburtstag, Mitglied der Royal Society, große internationale Ehrungen
Juni 1938	– Ausreise nach Großbritannien mit der Familie aus politischen Gründen
23. 9. 1939	– Tod in London

Zusammenstellung nach: Sigmund Freud: Vorlesungen zur Einführung in die Psychoanalyse. Und neue Folge. (S. Fischer) Frankfurt (M.) 1971, S. 7 ff.
Richard Wollheim: Sigmund Freud. (dtv) München 1972, S. 207

1. Franz sagt, Freud sei unsittlich; er bringe „Schweinereien" in seinen Vorlesungen. Was stört Franz an den Vorlesungen Dr. Freuds?

2. Mag Franz Sexualität nicht? Oder was erregt ihn so?

3. Warum findet Franz so viele, die denken wie er? Besonders unter Freunden, die „national und christlich" sind?

4. Was meint der Student, der schreit: „Nicht einmal unsere Kinder sind ihm heilig"?

5. Freud entdeckt, daß Kinder Sexualität haben. Was, meinst du, gehört alles zur Sexualität der Kinder?

6. Was meint a) der Ober Paul, wenn er sagt, sie hätten Angst vor Freud?
und b) Dr. Breuer, wenn er sagt, sie hätten Angst vor der Sexualität?

Arbeitsbogen zur 2. Unterrichtsstunde

3. Unterrichtsstunde

Horst Kirchmeier:
Franz und Leopold machen eine Bergtour

Leopold findet Franz schon seit langem sympathisch und hübsch, obwohl er so einen Blödsinn redet.
Sie schlafen in einer Hütte zusammen.
Weil es nachts kalt ist, schmiegt sich Leopold ganz nahe an Franz.
Leopold hat große Lust, Franz auf den Mund zu küssen. Er tut es.
Franz läßt es geschehen. Leopold streichelt Franz überall.
Es macht Spaß, die Haut des anderen zu berühren.
Franz macht das auch Spaß.
Dann schlafen beide ein.
Am Morgen weckt Franz Leopold, indem er ihn streichelt und ihn auf die Wange küßt.

Was hat sich bei Franz verändert?
_____
_____
_____

Beim Absteigen fragt Franz plötzlich: „Sind wir nun schwul?"
Leopold sagt: „Ich glaube, daß jeder Zuneigung zu Jungen und Mädchen hat. Man sollte weder das eine noch das andere unterdrücken, sondern machen, was einem Spaß macht."

Franz schreibt seiner Freundin nach Linz einen Brief, in dem er ganz offen und ehrlich über die neue Freundschaft mit Leopold redet. Die Freundin antwortet empört:

Sehr geehrter Herr Franz!
Hiermit gebe ich Ihnen das Du zurück. Wir sind von heute an wieder per Sie. (Schreibe den Brief zu Ende.)

_____
_____
_____
_____
_____
_____
_____
_____
_____
_____
_____
_____
_____

Ober Paul hat in der Mittagszeit etwas Zeit. Er setzt sich im Café zu Franz und Leopold. „Also sagen Sie mal, Herr Leopold, was gehört nun eigentlich alles zur Sexualität?"
Er nimmt ein Blatt und schreibt auf, was ihm die beiden sagen.
(Wir besprechen gemeinsam, was die beiden sagen könnten, und schreiben auf!)

1. _____
2. _____
3. _____
4. _____
5. _____
6. _____
7. _____
8. _____
9. _____
10. _____
11. _____
12. _____
13. _____
14. _____
15. _____
16. _____
17. _____
18. _____
19. _____
20. _____

Arbeitsbogen zur 4. Unterrichtsstunde

Horst Kirchmeier:

"Nach der Schule"

Ich hatte den gleichen Schulweg wie Johannes, denn er wohnte im gleichen Hause wie ich. Er ging in die fünfte Klasse, ich in die vierte. Immer wenn ich ihn sah, lächelte ich ein wenig, und er lächelte dann auch. Eines Tages verließen wir gleichzeitig die Schule, und nun hatten wir den gleichen Weg. Unser altes Spiel begann. Ich lächelte – da rannte er auf mich zu, lachte mir schallend ins Gesicht und fragte: „Warum lächelst du eigentlich immer, wenn du mich siehst?"

Ich war furchtbar erschrocken und wurde rot bis unter die Haarspitzen. Dann sagte ich: „Na einfach nur so. Ich weiß es nicht genau."

„Aber ich weiß es", sagte Johannes ernst, „ich glaube, wir könnten uns ganz gut verstehen."

„Ja", sagte ich und suchte mit den Augen nach einem anderen Gesprächsstoff. Da kamen wir gerade an dem Schornstein vorbei, der im Hof der Fabrik stand. Die Fabrik war von Bomben zerstört, nur der Schornstein stand noch. Es fehlte auch keine Sprosse der Eisenleiter, die bis zum Rand des Schornsteins führte. Johannes, der meinem Blick gefolgt war, sagte: „Na, Horst, traust du dich da hinauf?" Ich schaute den Schornstein hoch und hatte ganz schön Angst, da hochzuklettern. Das sah ziemlich gefährlich aus.

Ich sah zu Johannes auf, der einen Kopf größer war als ich, der mich jetzt anlächelte und mich mit seinen großen blauen Augen fragend ansah. Ich wollte nicht, daß Johannes etwas von meiner Angst erfuhr. Johannes sollte mich nicht für einen Feigling halten. So sagte ich: „Ich trau' mich. Soll ich dir's zeigen?" – „Du traust dich ja doch nicht", sagte Johannes, „lassen wir das."

„Los, steigen wir hoch", sagte ich und war schon mit zittrigen Händen bei der vierten Sprosse. Als ich ein Drittel des Schornsteins erklettert hatte, wagte ich nicht mehr runterzuschauen. Ich hatte plötzlich grauenhafte Angst, aber ich wollte, daß Johannes sieht, daß ich Mut habe. Es war mir wichtig, was Johannes von mir dachte. Ich wollte sein Freund sein.

Das Ende des toten Schornsteins, aus dem kein Rauch mehr herauskam, kam immer näher, da hörte ich Johannes von unten rufen: „Mensch, Horst, das war doch nur Spaß. Komm runter, das ist doch viel zu gefährlich."

Noch zwei Meter, dann hatte ich es geschafft. Ich sah nur noch mein Ziel. Der Rand des Schornsteins war breiter ausgebaut, so daß man sogar in einer Vertiefung oben rumgehen konnte. Ich setzte mich und ließ die Füße auf der obersten Sprosse stehen. Da kam auch Johannes. Er war ziemlich blaß, als er sich neben mich setzte.

„Mensch, da traut man sich ja kaum runterzuschauen", sagte er.

„Weißt du, Horst, wir sind eigentlich wahnsinnig." – „Ach was", sagte ich, „ich habe eine Zigarette dabei, wenn wir die rauchen, dann verlieren wir die Angst. Hast du Streichhölzer?" – „Hab' ich", sagte er und zündete meine Zigarette an. Johannes legte den Arm um meine Schulter und sagte: „Laß mich auch mal." Da wurde mein Mut riesengroß, und ich sagte ganz laut: „Ich möchte dein Freund sein, Johannes!"

Johannes nahm die Hand von meiner Schulter. Ich erschrak. Sollte das heißen, daß er nicht . . .? Da nahm Johannes die Zigarette aus dem Mund, steckte sie mir zwischen die Lippen und sagte: „Wir sind schon lange Freunde, Horst." Ich wäre vor Freude beinahe vom Schornstein gefallen. Ich sagte: „In einem Karl May habe ich gelesen, daß wirkliche Freunde das Blut vom anderen trinken müssen." Johannes lachte. „Was du für Bücher liest. Es gilt auch ohne. Aber wenn du unbedingt willst."

„Ich habe ein Taschenmesser da", sagte ich und reichte es Johannes. „Es muß der Mittelfinger sein", sagte ich. Johannes stach sich in den Mittelfinger, und ich saugte das Blut aus. Es schmeckte eigenartig, aber ich hatte ein ganz feierliches Gefühl dabei. Johannes machte bei mir das gleiche.

„Glaubst du mir jetzt, daß ich dein Freund bin?" fragte er lachend. Seine Zähne waren noch ein wenig rot von meinem Blut.

Plötzlich hörten wir einen Funkstreifenwagen und hinterher sofort das Geklingel der Feuerwehr. Sie hielten vor dem Schornstein, und wir begriffen mit Entsetzen, daß das uns galt. Schnell stieg ein Feuerwehrmann ungefähr 20 Sprossen hoch und rief uns durch einen Lautsprecher zu: „Kinder, seid vernünftig, bleibt ganz ruhig sitzen. Stürzt euch nicht herunter, wir möchten euch bloß helfen. Wir sind eure Freunde." Die Feuerwehrmänner trugen uns wie kleine Kinder im Arm die Sprossen

herunter, und wir waren so entsetzt und sahen so unglücklich aus, daß wir wirklich wie ein Selbstmörderpaar aussahen. Sie nahmen uns mit in die Feuerwehrzentrale und fragten uns aus. Als sie herausgebracht hatten, daß das alles nur Spaß war, lachte ein Älterer schallend und sagte: „Na, Hauptsache, ihr seid gesund." Ein Jüngerer aber wurde böse und schimpfte mit uns. „Ihr Bengel, fällt euch nichts Besseres ein, als mitten im Krieg die Feuerwehr zum Narren zu halten?"
„Wir haben sie doch gar nicht gerufen", sagte ich trotzig.
„Halt den Mund", schrie er, „eine Frau aus dem Nachbarhaus hat sich zu Tode geängstigt und uns gerufen. Ich werde euch schon kleinkriegen. Jetzt rufe ich eure Eltern an und erzähle ihnen alles. Wenn ihr dann nach Hause kommt, werdet ihr was erleben. Ist dein Vater bei der Partei?" fragte er mich. „Nein", sagte ich. „Und deiner?" Johannes sagte: „Das weiß ich nicht." – „Na ja, da wird mir ja schon vieles klar", sagte er vieldeutig und so, als wären wir Verbrecher. Während er telefonierte, sah ich auf seiner Uniform ein goldenes Parteiabzeichen blitzen.
Wir verließen die Feuerwehrzentrale und setzten uns zunächst einmal gegenüber in einer Grünanlage auf eine Bank.
Nach einer Pause sagte ich: „Du, Johannes, wir können unmöglich nach Hause gehen. Ich habe Angst vor meinem Vater."
„Aber was sollen wir machen?" fragte Johannes ganz verzweifelt. „Ich weiß es", sagte ich. „Wir bleiben immer zusammen. Wir hauen einfach ab. Vielleicht in ein Land, wo es keinen Krieg gibt. Oder nach Berlin, wo die Leute ohnehin freundlicher sind als hier bei uns in München." – „Woher weißt du das denn?" fragte Johannes, denn er war eigentlich immer ein wenig stolz auf seine Heimat.
„Ich habe in Kreuzberg eine Tante wohnen, und die ist sagenhaft nett", sagte ich. „Überhaupt weht da eine ganz andere Luft in Berlin, und dann ist das eine Weltstadt. Mensch, Junge, viel größer als München."
„Erstens kochen die Berliner auch nur mit Wasser, und zweitens gibt es überall nette Leute."
Ich war ein wenig enttäuscht, daß Johannes meine große Begeisterung für Berlin nicht teilen wollte. Johannes schlug vor, daß wir vorerst einmal mit der Straßenbahn an den Stadtrand zu einem Schrebergarten fuhren, wo sein Onkel ein Gartenhäuschen hatte. Während der Straßenbahnfahrt erzählte ich Johannes, daß meine Berliner Tante auch ein Gartenhäuschen hat. „Die Berliner sagen dazu Laubenpieper." Wir mußten aussteigen.
Das Gartenhäuschen war ganz gemütlich eingerichtet. Rote Vorhänge, ein riesiger alter Eisschrank, in dem getrocknetes Brot, Trockenmilch und Pfefferminztee zu finden waren, und ein Tisch und Stühle. „Hier ist ein Bild runtergefallen", sagte ich. Ich drehte es um. Adolf Hitler. „Laß es liegen", sagte Johannes, „es ist nicht runtergefallen, mein Onkel hat es vor einem Jahr abgenommen."
Wir machten Pläne, wie wir zusammen uns durchschlagen könnten, in welches Land wir abhauen wollten. Vielleicht doch nach Berlin. „Nein, nicht nach Berlin, da gibt es auch Krieg", sagte Johannes.
Mitten in unsere Träume hinein tönte die Sirene: Fliegeralarm. Wir erschraken. Das hatten wir völlig vergessen, den Krieg, den Fliegeralarm, die amerikanischen Bomben.
Wenige Minuten darauf krachten die ersten Bombeneinschläge. Ganz in der Nähe. Die Fenster zerbrachen, die Lampe fiel von der Decke. Wir warfen uns auf den Boden. Und dann begann die Hölle eines Bombenangriffs. Ich kann das nicht mehr beschreiben. Wir beide glaubten, daß es jetzt aus sei, daß wir sterben müßten. Wir legten uns ganz nahe zusammen, die Köpfe zusammen, jeder den Arm über die Schulter des anderen. Plötzlich hatten wir das Gefühl, als würden wir mit dem ganzen Häuschen in die Luft geschleudert. Ein Bombeneinschlag ganz in der Nähe. „Hilf mir, Johannes", flüsterte ich in Johannes' Ohr und begann zu weinen. „Unser Pfarrer sagt immer, wir sollen beim Fliegerangriff beten. Dann kämen wir wenigstens gleich in den Himmel", sagte Johannes.
„Ich will nicht in den Himmel", schrie ich plötzlich, riß mich von Johannes los und sprang auf. „Ich will leben." Da streifte mich etwas Hartes am Arm, und ich fiel um. Als ich wieder zu mir kam, kniete Johannes neben mir und streichelte mir über den Kopf. Ich schloß die Augen. „Du bist verwundet, Horst", sagte Johannes. „Nicht besonders schlimm. Ein Splitter hat dich am Arm erwischt. Knapp neben der Schlagader. Gott sei Dank. Ich habe dich mit meinem Hemd verbunden. Aber es blutet stark. Vor einer Minute war Entwarnung. Wir müssen sofort hier raus und rüber in den großen Bunker. Da sind wir in Sicherheit."

„Wir müssen hier raus", sagte ich, „los, komm, gehen wir. Die Amis können ja gleich noch mal kommen, wie so oft."
Zehn Minuten war der Weg zum Bunker. „Ich hasse den Krieg, ich hasse diesen Adolf Hitler, ich hasse die Nazis!" sagte ich. „Ja, wenn dieser Krieg zu Ende ist, müssen wir aufpassen, daß es keinen Krieg mehr gibt, keine Nazis, keine Faschisten", sagte Johannes.
Kurz vor dem Bunker gab es den nächsten Fliegeralarm, wie wir es erwartet hatten. Eine Rotkreuzschwester nahm uns in Empfang. Sie führte uns in den Sanitätsraum. Während ich verbunden wurde, fielen mir unsere Eltern ein. Ich schaute meinen Freund Johannes an. „Die Schwester telefoniert schon mit unseren Eltern. Sie sind ja im gleichen Luftschutzkeller." Nach der Entwarnung dauerte es noch eine halbe Stunde, dann kamen unsere Eltern. Ich hatte Angst vor meinem Vater. Aber als er kam, standen ihm die Tränen in den Augen, und er küßte mich. Ich hielt ihn fest und flüsterte ihm ins Ohr: „Vater, es ist alles meine Schuld. Ich bin schuld daran. Aber ich habe einen Freund, Johannes heißt er."

In der Geschichte „Nach der Schule" gibt es jede Menge Sexualität. Was denn alles?

1. _____
2. _____
3. _____
4. _____
5. _____
6. _____
7. _____
8. _____

1. Körperteile, die sexuell attraktiv sind.
2. Welche Aussagen sind sexuell?

1. Unterstreicht bitte in der nachfolgenden Liste diejenigen Körperteile, die ihr für sexuell attraktiv haltet.

   Mund, Hand, Oberarm, Fuß, Schwanz, Ohren, Unterschenkel, Schulter, Scheide, Bauch, Augen, Zunge, Hintern (von einem Mann), Zeigefinger, Oberschenkel, Ellenbogen, Achselhöhle, Bauchnabel, Brust (einer Frau), Nase, Fußsohle, Hals, Haare.

   Wenn ihr verschiedener Meinung seid, versucht darüber zu sprechen.

2. Bitte ordnet die folgenden Aussagen so, daß diejenige, die ihr für die am meisten sexuell haltet, die Nummer 1 erhält, die folgende die Nummer 2 usw.

   einem Jungen die Hand auf die Schulter legen
   ein Mädchen am Arm packen
   seine Mutter küssen
   ein Mädchen küssen
   an einem Sommertag mit einem Freund/einer Freundin auf der Wiese liegen
   mit ihm/ihr aus dem gleichen Glas trinken
   einen Jungen um die Hüfte fassen
   Motorrad fahren
   einer Freundin die Haare kämmen
   sich selbst die Fingernägel lackieren
   jemanden ansehen
   sich mit jemandem prügeln

Anleitung zum Gebrauch des Polaritätenprofils (62):

Ein Polaritätenprofil in der Wir-Form wird an die Tafel oder besser: auf eine Folie eines Tageslichtprojektors gezeichnet. Es dient zur Darstellung des Klassenergebnisses, getrennt nach Schülerinnen und Schülern. Es entstehen dort zwei unterschiedliche Kurven: Jungen – blau, Mädchen – rosa.

Die Jugendlichen tragen in ein ihnen vorliegendes Polaritätenprofil die Angaben ein, die für sie einzeln gelten: Jungen – blau, Mädchen – rosa.

Spielanleitung

Der Reihe nach wird jeweils ein(e) Beruf, Stellung, Rang o. ä. vorgelesen. Diese Stellung wird von der Vorlesenden oder dem Vorlesenden immer in den Satz gekleidet:
(Beispiel 1)
„Könnte ich ein Vater werden?"
Daraufhin antworten zunächst alle Jungen gemeinsam.
Bei diesem Beispiel 1 antworten sie wohl:
„sicher" (mit lauter Stimme).
Die Jungen, die „vielleicht" ausdrücken wollen, sagen es mit normaler Stimme, Schülern, denen die Antwort „unklar" ist, flüstern dies. Jeder Junge trägt seine eigene Antwort in seinen Bogen. Im Klassenbogen wird entsprechend der Lautstärke der Antwort aller Jungen ein entsprechender „Jungen-Wert" eingetragen (blaue Punkte).

Danach wird dieselbe Frage („Könnte ich ein Vater werden?") an die Mädchen gestellt. Diese antworten hier sicherlich alle mit lauter Stimme „nie" (rosa Punkte).

In dieser Weise werden alle Berufe nacheinander durchgegangen. (Die ersten beiden Beispiele „Vater" und „Mutter" gelten als Übungsbeispiele.)

Polaritätenprofil zu „Könnte ich ... werden?"

Bevor du dieses Blatt ausfüllst, beantworte bitte zunächst diese Frage:

Welchen Beruf möchtest du gerne einmal ergreifen?

Ich möchte gerne _____ werden.

Könnte ich .... werden?

Arbeitsbogen zur 6. Unterrichtsstunde

		sicher	vielleicht	ist unklar	kaum	nie
	Lautstärke der Antwort	laut	normal	flüstern	normal	laut
Beruf, Stellung, Rang usw.	1) Vater					
	2) Mutter					
	3) Bundeskanzler					
	4) Soldat					
	5) Bischof					
	6) Chef(in)					
	7) Richter(in)					
	8) Vorarbeiter(in)					
	9) Arzt/Ärztin					
	10) Generaldirektor(in)					
	11) Pilot					
	12) Künstler(in)					
	13) Architekt(in)					
	14) Apotheker(in)					
	15) Haushaltsvorstand					
	16) Hausfrau					
	17) beruflos sein					
	18) Fließbandarbeiter(in)					
	19) Hilfsarbeiter(in)					
	20) Sekretär(in)					
	21) Verkäufer(in)					
	22) Sprechstundenhilfe					
	23) Apothekenhelfer(in)					
	24) Lehrer(in)					
	25) Steward(eß)					

Einige dieser Berufe haben etwas miteinander zu tun. Welche?

Mädchenlied – Mädchen, laßt euch nichts erzählen!

6. Unterrichtsstunde

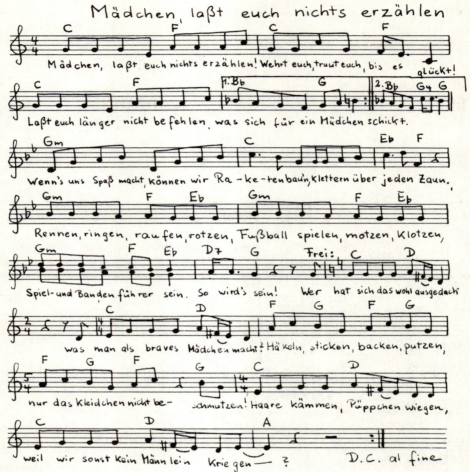

MÄDCHENLIED

Mädchen, laßt euch nichts erzählen!
Wehrt euch, traut euch, bis es glückt!
Laßt euch länger nicht befehlen,
was sich für ein Mädchen schickt!

Mädchen, laßt euch nichts verbieten,
was ein Junge machen darf!
Sagt, wovor soll'n wir uns hüten?
Grad' auf so was sind wir scharf!

Wenn's uns Spaß macht,
können wir Raketen bau'n,
klettern über jeden Zaun.
Rennen, ringen, raufen, rotzen,
Fußball spielen, motzen, klotzen,
Spiel- und Bandenführer sein.
So wird's sein.

Wer hat sich das wohl ausgedacht,
was „man" als „braves Mädchen" macht?
Häkeln, sticken, backen, putzen,
nur das Kleidchen nicht beschmutzen!
Haare kämmen, Püppchen wiegen,
weil wir sonst kein Männlein kriegen –?

Mädchen laßt euch nichts erzählen!
Wehrt euch, traut euch, bis es glückt!
Laßt euch länger nicht befehlen,
was sich für ein Mädchen schickt!

Mädchen, laßt euch nichts verbieten,
was ein Junge machen darf!
Sagt, wovor soll'n wir uns hüten?
Grad' auf so was sind wir scharf!

Entnommen dem Band „3mal Kindertheater III", © der Buchausgabe Verlag Heinrich Ellermann, München.

Statistisches Material über „Frauen im Beruf"

1. **berufliche Stellung**

„Der Anteil der erwerbstätigen Frauen an der Gesamtzahl der Beschäftigten betrug 1971 35,2 % oder 9,5 Millionen." (64)

Weiblich waren 1970 von allen:
Führungspositionen	− 1 %	(65)
Selbständigen	− 20,4 %	
mithelfenden Familienangehörigen	− 84,7 %	
Beamten	− 15,8 %	
Angestellten	− 48,5 %	
Arbeitern	− 27,9 %	(66)

Von allen Erwerbstätigen sind **ohne Ausbildung:**
bei den Frauen	− 43,6 %	
bei den Männern	− 27,8 %	(67)

Noch erschreckender ist die Zahl der Frauen, die dann tatsächlich angelernte oder ungelernte Tätigkeiten ausüben, nämlich 94 % aller berufstätigen Frauen (68). Am Fließband standen 1973:
von der weiblichen Arbeiterschaft	− 13 %	
von der männlichen Arbeiterschaft	− 3 %	(69)

2. **höherer Bildungsweg**

Anteil der Frauen an:
höheren Schulen	− 41 % (1964)	
Abiturienten	− 37 % (1964)	
Abendgymnasien	− 19 % (1961)	
Studienanfänger (wiss. Hochschulen)	− 30 % (1963)	
Studierende (wiss. Hochschulen)	− 24 % (1965)	(70)
Studierende (pädagogische Hochschulen)	− 62,5 % (1963)	(71)

Anteil der Frauen bei:
Ärzten	− 19 %	
Pfarrern	− 2 %	(65)

6. Unterrichtsstunde

3. Einkommen

Nettoeinkommen der abhängig Erwerbstätigen (1971)
(ohne Selbständige, mithelfende Familienangehörige und ohne Erwerbstätige, die keine Angaben gemacht haben)

Monatseinkommen	männl.	weibl.
unter 150 DM	1,9 %	3,8 %
150–300 DM	3,4 %	12,4 %
300–600 DM	4,7 %	36,1 %
insgesamt unter 600 DM	10,0 %	52,3 %
600–800 DM	19,6 %	25,3 %
800–1200 DM	42,6 %	16,1 %
1200–1800 DM	18,5 %	4,8 %
über 1800 DM	9,5 %	1,5 %

(72)

Von je 100 Arbeitern und Arbeiterinnen in der Metallindustrie gehörten zur Leistungsgruppe (1966)

Leistungsgruppe	1	2	3
Männer	56,3	34,9	8,8
Frauen	2,7	42,7	54,6

(73)

4. Politik

„Nur 1 % aller wahlberechtigten Frauen gehören einer Partei an." (74)
„Heute sind 6,6 % (518:34) aller Abgeordneten Frauen" (1970), „während sie 1919 immerhin 9,6 % der Parlamentssitze innehatten. In den Landtagen liegt der Anteil der weiblichen Abgeordneten zwischen 3,9 (Bayern) und 14 % (Bremen)" (1970). „Die Wahlbeteiligung der Frauen allerdings unterscheidet sich kaum von derjenigen der Männer." (1971) (75)
Nur 26 % der Frauen fühlen sich durch Frauen politisch am besten vertreten (76).

Zwei Bilder zur Demonstration der erlernten Geschlechtsrolle

Fotos: aus Kalender für Männer

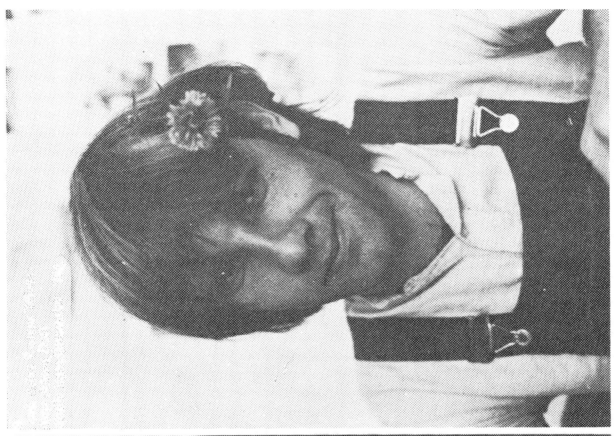

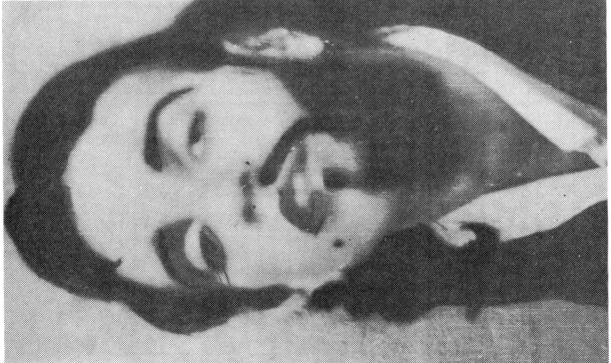

Bild eines männlich-homosexuellen Paares

Foto: Will McBride

8. Unterrichtsstunde

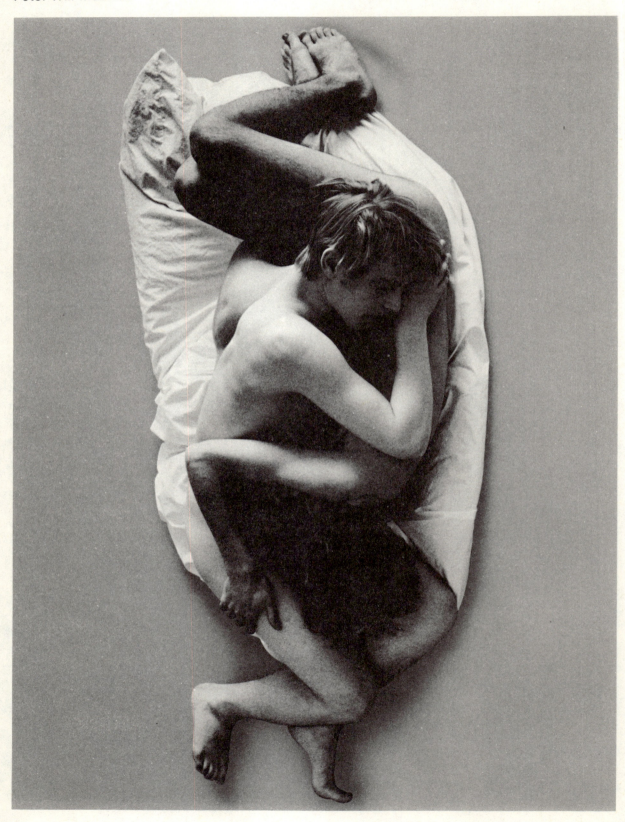

Lesbenbilder

Fotos: Lesbengruppe Hamburg

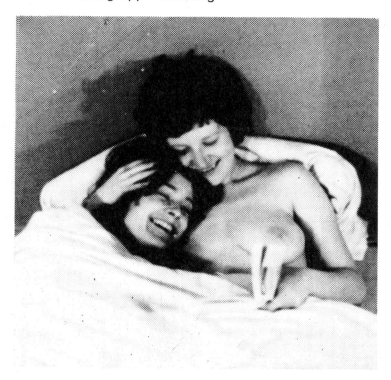
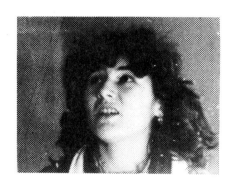
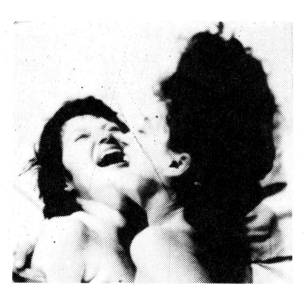
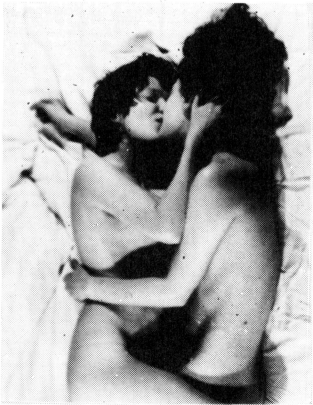

8. Unterrichtsstunde

9. Unterrichtsstunde

Einleitender Text für die Gruppenarbeit:

Peter hat gemerkt, daß er Jungen mehr mag als Mädchen. Wenn seine Freunde sich am Zeitungskiosk die nackten Frauen auf den Illustrierten ansehen, sucht er nach Abbildungen von nackten Männern. Leider gibt's davon nur wenige. Aber immer nur Bilder, das reicht nicht. Er möchte gern mal einen Freund haben, mit dem er schmusen und den er liebhaben kann. Aber wie soll er das machen?

Eckehard Kunz:
Ich heiße Joachim und bin 18 Jahre alt

Gestern abend bin ich zum ersten Mal in den Park gegangen. Es war so gegen 9 Uhr und schon dunkel. Ein paar Bekannte haben mir erzählt, daß da viel los wäre. Bisher habe ich mich nicht getraut. Ich hatte richtig Angst davor, im Dunkeln dort herumzulaufen. Wer weiß, an wen man da gerät. Aber gestern abend habe ich das Alleinsein nicht länger ausgehalten. Ich wollte unbedingt zärtlich mit einem Mann sein. Da habe ich mich entschlossen, dorthin zu fahren.

Es war noch ziemlich warm am Abend. In der Finsternis konnte ich erst gar nichts richtig erkennen, aber dann sah ich, daß dort ziemlich viele Männer herumgingen. Jüngere, aber auch Ältere. Einige hatten sich helle Sachen angezogen, andere trugen dunkle Kleidung und fielen kaum auf. Ich ging den Hauptweg entlang, an beiden Seiten hohes Gebüsch. Ich war ziemlich aufgeregt. Ich sah, wie zwei in einem dichten Gebüsch verschwanden; ein Mann, der auf einer Bank saß, wurde gerade von einem anderen angesprochen. Dann kam ich zu einem kleinen Hügel. Zwischen den Bäumen standen mehrere Männer herum, als erwarteten sie jemand.

Am Ende des Hauptwegs, am Rande des Parks, dicht an der Straße, befand sich die öffentliche Toilette. Ich sah Männer aus- und eingehen. Das machte mich neugierig. Ich hatte ziemliche Angst, aber dann ging ich doch hinein. Es war dunkel, und es waren mehr Männer als Becken da. Ich sah, daß sich einige Männer gegenseitig anfaßten und küßten. Ich war furchtbar erschrocken, obwohl ich mich selbst danach sehnte. Ich verstand nicht, warum sie sich hier liebten. Es waren lauter gutangezogene junge und ältere Leute, die bestimmt eine Wohnung hatten. Ich konnte das nicht verstehen. Ich war so betroffen, daß ich fast fluchtartig aus der Toilette lief. Ich hatte keine Lust mehr und ging nach Hause. Ich dachte noch immer an mein Erlebnis. Auch später in meinem Bett: Warum treffen sich die Männer in dieser schrecklichen Toilette?

Bild von der Klappensexualität

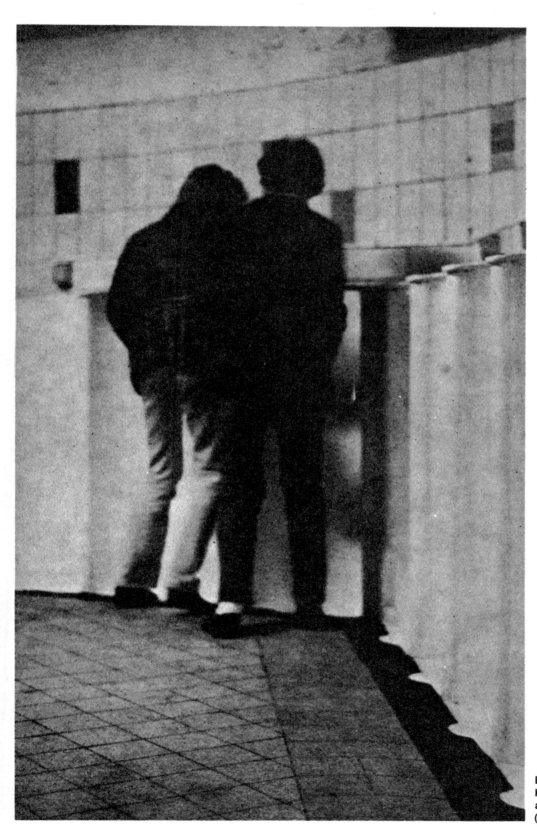

9. Unterrichtsstunde

Bild einer Klappenszene aus „schwul" (Rückdeckel)

Beispiele von Kontaktanzeigen

9. Unterrichtsstunde:

HOMOSEXUELLER, 25 J., sucht Freund, mit dem er zusammen sein kann. KW: Freund.

FUNKTIONIERENDER Eisschrank gegen Bezahlung dieser Anzeige abzugeben. Tel. 832 79 27 (frühmorgens).

WG in Schöneberg (35 m, 25 m, 23 w, 15 Monate m) sucht Frau o. Mann m. Kind (1-2 J.). Einstieg in bestehenden KiLa (EKG) möglich. Tel. 211 84 60.

WER sucht eine 2-Zi-Whg.? 43,5 qm, Nähe U-Bhf. Amrumer Str. Miete ca. 83 DM. Ofenheizung. Tel. 465 65 89 tägl. ab 19 Uhr.

Frau, 28 Jahre Studium gerade beendet, sucht weichen, zärtlichen Mann. An HOBO 2503

Wer hat Angst vor einer (schwulen) Partnerschaft? Ich (180/78/27J) nicht! Suche zärtlichen Freund zum Aufbau einer Zweierbeziehung und natürlich zum Liebhaben. Na, wer traut sich? An HOBO 2512

Einsamer Prinz sucht Prinzessin, die todtraurigen Prinzen die Sonnenseite des Lebens zeigt. Ihn aufmuntern kann und ihm die Sorgen vergessen läßt. Prinz hat Spaß an allem, was es im Leben gibt, ist kameradschaftlich, treu u. ehrlich. Wünscht sich ebenfalls treue, schöne, nicht eingebildete, humorvolle Lebensgefährtin. Habe bisher keinen Mut gehabt, anzusprechen, daher über diesen Weg. Bitte schreibe mir — es wird Sommer, möchte nicht immer alleine sein. Bin 22 J, dufter Typ, 188 schlk. lh. Haar, aber einsam — Rette mich — An HOBO 2514 (M. Bild-Zuschr. wäre schön).

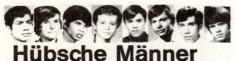

Hübsche Männer

aus nah und fern suchen gleichgesinnte Partner für Briefwechsel, Freundschaft, Freizeitgestaltung etc. 500 vollständige Anschriften mit Photos und allen Details für nur DM 20,— (Vorkasse oder Nachnahme).

19jährige Natur- und Tierfreundin sucht Gleichgesinnte. Jede Zuschrift wird offen beantwortet.
3/3038

Frankfurt: Sie, 21/1.69, sucht Kontakt mit Dame. Bildzuschrift erwünscht.
3/3039

Sie, 35, sfm und lesb., sucht Freundin, Briefverkehr (Foto). Erfahrungsaustausch.
3/3040

Düsseldorf: Kleines Biest, 19, sucht Freundin bis 35.
3/3041

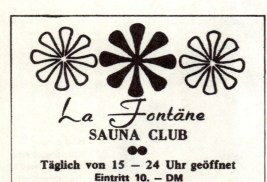

La Fontäne
SAUNA CLUB
Täglich von 15 — 24 Uhr geöffnet
Eintritt 10. — DM

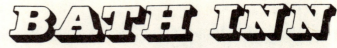

BATH INN
SAUNA-CLUB
For men only

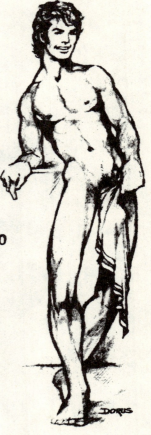

Swimpool with Jetstream

Bar, snacks
Lounge
Private cabins
Massage
Solarium

open daily 1400 - 0100

Hotel-Pension
free use of sauna
for hotel guests

Hamburg: Student, 26/172, schlank, dunkelbraune Haare, Bart. Interessen: unter anderem Politik, Psychologie, Literatur. — Suche Freund mit Grips und ähnlichen Interessen. Bitte Bildzuschriften. (Garantiert zurück).
3/3092

Jeune homme, francais, etudiant, physique, agreable, cherche ami de moins de 30ans.
3/3093

Junger Inhaftierter wünscht auf diesem Wege die Bekanntschaft eines aufrichtigen Freundes zu machen, mit dem er gemeinsame Wege geht, und der — wie ich — zu allen Späßen aufgelegt ist. Bitte, schreibe mir — wenn möglich mit Bild. Diskretion zugesichert.
3/3094

Bin 28 Jahre, Bartträger, suche netten jungen Freund, der Lust hat, in der Umgebung von Nürnberg zu mir aufs Land zu ziehen.
3/3095

Düsseldorf: Bin 25, sehr schlank, suche geistig rege, nicht auf Sex basierende Dauerpartnerschaft (Freundschaft?) mit gutaussehendem, schlankem, gepflegtem Menschen, tolerant, Geschlecht zweitrangig, da vom Gefühl bestimmt. Nichtraucher angenehm. Bildzuschriften (Retour). Diskretion selbstverständlich.
3/3096

München: 32/178/65, dunkelhaarig, blaue Augen, sucht Dauerfreundschaft mit ebenso gutaussehendem Partner. Bildzuschriften. April-Flugreise?
3/3097

Pressematerial zum Prozeß gegen Lesbierinnen

„Bild" und die „lesbischen Frauen"

„Starke Bedenken" hat der Deutsche Presserat gegen die Berichterstattung der Zeitungen „Bild", „Hamburger Morgenpost", „BZ" und „Der Abend" (beide Berlin) sowie der Illustrierten „Quick" über den Mordprozeß Ihns-Andersen geäußert. In einer einstimmig gefaßten Entschließung stellt der Presserat mißbilligend fest, daß die Zugehörigkeit der beiden Angeklagten zu einer sexuellen Minderheit in diesen Blättern zum Hauptgegenstand einer unangemessen sensationellen Berichterstattung gemacht worden sei. Die Überschriften zu den Prozeßberichten in der „Bild"-Zeitung (Frankfurter Ausgabe) aus dem Springer-Verlag, der mit mehreren Millionen Exemplaren auflagenstärksten Tageszeitung der Bundesrepublik, lauteten:

20. August: Das Mord-Geheimnis der lesbischen Frauen

21. August: Liebe und Haß der lesbischen Frauen

22. August: Marion Ihns: Meine schrecklichen Erlebnisse mit fünf Männern

27. August: Die sieben Mordpläne der lesbischen Frauen

28. August: Die Liebe, die ein Mann nie begreift

29. August: Alle reden von den lesbischen Frauen – aber wer war ihr Opfer, wer war Herr Ihns?

3. September: Eine Frau zerstörte die Liebe der lesbischen Frauen

10. September: Sie faßten sich an, sie streichelten sich und wurden Schwestern im Leid

17. September: Richter flüchten vor lesbischen Frauen

18. September: Der Richter las vor: „Alles weint in mir. Alles schreit nach Dir"

19. September: Marion brach zusammen – aber Judy lächelte

20. September: So feierten die lesbischen Frauen den Mord

24. September: „Soll ich, soll ich nicht", dachte der Mörder – dann schlug er zu ...

25. September: Wie die lesbischen Frauen ihre Liebe beschreiben

(77)

Zwei Männer sprachen vom Krieg - und ihre Frauen verliebten sich

600 glühende Liebesbriefe schrieb Elli Klein an ihre Freundin – und das nur in einem halben Jahr

Was bisher geschah:

Wenn zwei Frauen entdecken, daß sie sich lieben, sind sie oft zu den ungeheuerlichsten Taten fähig. So wie in jüngster Zeit Marion Ihns und Juddy Anderson. Sie ließen den Mann von Marion umbringen und warten auf ihren Prozeß. Vor 50 Jahren fand in Berlin schon einmal ein ähnlicher Prozeß statt. Unter anderen Vorzeichen und Voraussetzungen, als dies heute üblich ist. Die Angeklagte, Elli – sie hat ihren Mann vergiftet –, gilt schon als leichtfertig und schlecht („So eine ist das..."), weil sie in ihrer Jugend einmal fünf Mark stibitzt hat. Auch ihre Ehe war nicht glücklich. Ungewöhnliche Dinge kommen zur Sprache.

Die muntere kleine Frau mit dem blonden Wuschelkopf flüsterte nur noch: „Und dann hat er ... hat er mich gezwungen, es mit dem Mund zu machen ..."

Der Gerichtsvorsitzende in Moabit, der sich diese Geschichte einer ehelichen Hölle auf Erden seit Stunden anhören mußte, sagte etwas gedankenlos: „Sprechen Sie lauter, Angeklagte!"

Im Zuschauerraum war es so still geworden, daß man die berühmte Stecknadel hätte zu Boden fallen hören können.

Die zierliche blonde Giftmörderin schluckte, brach in Tränen aus und versuchte es noch einmal.

„Mein Mann hat mich gezwungen ..."

Schließlich begriff der Vorsitzende, was da zur Sprache kommen würde, und schloß die Zuhörer aus.

Denn schlimmer als die Hölle einer solchen Ehe ist der Zwang, vor neugierigen Zuschauern alles noch einmal erzählen zu müssen.

Elli Klein, nunmehr 22 Jahre alt und schon Witwe, berichtete, warum sie sich nicht scheiden lassen konnte.

„Weil ich nicht reden habe können davon ..."

„Wovon?"

„Na, von ..."

Nach Stunden schließlich stand fest, daß der brutale Ehemann sie zu dem gezwungen hatte, was man Analverkehr nennt und Fellatio.

Dieselbe Elli Klein, müßte sie heute vor Gericht stehen, würde die Dinge wahrscheinlich ohne weiteres deutsch aussprechen.

Zurück in die Hölle

Damals, 1921/1922, war alles viel schwerer, war Sexualität schlechthin unaussprechlich.

10. Unterrichtsstunde

Elli Klein, geborene Thieme, flüchtete schließlich zu ihren Eltern nach Braunschweig, sie finanzierte die Reise von Berlin mit Groschen aus dem Gasautomaten.

Man war beunruhigt über sie. „Ein Kindskopf ist die Elli", sagte die Mutter. **Nach vierzehn Tagen mußte sie zurück in die Hölle.**

Ihr Mann Fritz Klein hatte brieflich versprochen, daß jetzt alles besser werde.

Und tatsächlich nahm er seine junge Frau, die längst ihre ursprüngliche Munterkeit verloren hatte, jetzt wieder einmal mit, wenn er abends in den Biergarten ging.

Am 14. August 1921, einem heißen Sommertag, begegnete bei einem solchen Ausflug das Ehepaar seinem Schicksal. Die Kleins trafen die Nebbes, einen Eisenbahner mit seiner Frau.

Und während die Männer bald in Kriegserinnerungen schwelgen, sehen sich zwei Frauen in die Augen und erkennen eine verwandte Tragik.

Margerete Nebbe, genannt Grete, ist ebenso unglücklich mit ihrem Mann wie Elli Klein mit ihrem. Aber Grete ist älter und in ihren Gefühlen bereits lesbisch fixiert.

Sie verliebt sich auf der Stelle in die junge Elli.

Wochen und Monate kommen jetzt für Elli Klein, in denen sie jede freie Minute in der Wohnung der Nebbes verbringt.

(78)

Vielleicht hat Elli Klein gar keine Veranlagung zu einer gleichgeschlechtlichen Liebe – so wie Marion Ihns in Hamburg, die jetzt auf ihren Prozeß wartet, durchaus auch mit einem Mann glücklich sein konnte, bevor sie die Lesbierin aus Dänemark kennenlernte.

Aber Grete Nebbe versteht es, den „blonden Wuschelkopf", wie Elli immer genannt wird, aus der Erstarrung ihres höllischen Ehelebens zu befreien.

Grete ist die erste, die all die Ausschweifungen genau erfährt, unter denen Elli zu leiden hat.

Und Grete versteht zu trösten.

Elli erlebt zum erstenmal eine sexuelle Ekstase, gerät ganz aus dem Häuschen.

Jedesmal, wenn sie die Freundin verläßt, kommt es ihr so vor, als sei das Eheleben mit ihrem Tischler nun leichter zu ertragen.

Aber das Gegenteil ist der Fall.

Schon in der Straßenbahn, auf dem Weg nach Hause, schreibt Elli ihrer älteren Freundin glühende Liebesbriefe.

Und wenn Fritz Klein betrunken nach Hause gekommen ist und sie vergewaltigt hat, flüchtet sie sich an den Küchentisch und beschreibt Grete in allen Einzelheiten, was der „Saukerl" ihr wieder angetan hat.

Auf dem Richtertisch liegen 600 solcher kurzer und langer Briefe, die Elli in einem halben Jahr verfaßt hat, obwohl sie die Freundin in diesem halben Jahr doch täglich sah.

„Ich lebe ja nur für Dich", heißt es in einem, „es wird die Zeit kommen, wo ich mich an Klein für das, was er mir angetan hat, rächen werde. Ich tue ihm noch etwas an!"

Grete bietet der 20jährigen nicht nur zum erstenmal sexuelle Befriedigung, sie stärkt ihr auch den Rücken.

Von Grete Nebbe stammt der Vorschlag, den Tischler Klein doch einfach zu vergiften.

Rattenkuchen für den Mann

Und Grete Nebbe? Wie erträgt sie ihren Mann, den Eisenbahnschaffner?

Elli beichtet sie, daß sie mit dem Gedanken gespielt hat, sich umzubringen – doch nun, da sie in Elli eine neue Lebenshoffnung gefunden habe, will auch sie ihren Mann „erledigen".

Denn auch Ehemann Nebbe mutet seiner Frau die schlimmsten Erniedrigungen zu.

„Leider gibt es Ehemänner", schreibt ein Gerichtsreporter, „die brutal reagieren, wenn sie in ihren Frauen Widerstand verspüren."

Weihnachten 1921 kauft Elli Klein bei ihrem Drogisten „Rattenkuchen", aber schon Anfang 1922 verlangt sie ein „stärkeres Mittel", weil die Ratten auf den Kuchen „nicht reagiert" hätten.

Peinlich: Fernseh-Star Jason King wurde mit einem jungen Mann ertappt!

Jetzt muß der Schauspieler 400 Mark Geldstrafe zahlen

London, 18. 10. sad
Peter Wyngarde (47), Millionen Fernsehzuschauern als „Jason King" bekannt, ist von einem Londoner Gericht wegen öffentlichen unsittlichen Verhaltens zu 75 Pfund (400 Mark) Geldstrafe verurteilt worden.

Die Richter mußten peinliche Einzelheiten über den Tathergang hören. Der Angeklagte hatte eine öffentliche Toilette besucht, die als Treffpunkt von Homosexuellen bekannt ist.

Neben Wyngarde befand sich in der Nachbartoilette der 24jährige Richard Whelley. Beide waren sich durch ein Loch in der nur zentimeterstarken Trennwand nähergekommen und wurden von der Polizei ertappt.

Der Schauspieler versuchte vor Gericht nicht, die Tat zu bestreiten. Sein Anwalt: Wyngarde habe die Tat in „geistiger Verwirrung" begangen.

(79)

**Adressen autonomer Frauengruppen bzw. Lesbengruppen
Stand: Januar 1979 (80)**

Aachen:
Frauenzentrum, Burtscheider Str. 5, 5100 Aachen.

Ahrensburg:
Frauentreff, Imanuel-Kant-Str. 61, 2070 Ahrensburg.

Aschaffenburg:
Frauengruppe – Kontakt: Rosi Klein und Barbara Rollmann, Merkelstr. 5a, 8750 Aschaffenburg.

Augsburg:
Frauenzentrum, Vorderer Lech 45, 8900 Augsburg.

Bad Kreuznach:
Frauenzentrum, Baumgartenstr. 4, 6550 Bad Kreuznach, Tel. 3 13 68.

Bad Soden-Neuenhain:
Frauengruppe, Kronberger Str. 40, Haus B, App. 31, 6232 Bad Soden.

Bamberg:
Frauengruppe, Amalienstr. 16, 8600 Bamberg.

Bayreuth/Kulmbach:
Frauenzentrum, Jahnstr. 6, 8580 Bayreuth.

Bielefeld:
Frauenzentrum, Elsa-Brändström-Str. 13, 4800 Bielefeld, Tel. 6 86 28.

Bochum:
Frauenzentrum, Schmidstr. 12, 4630 Bochum.
Lesbenzentrum, Goldhammerstr. 36, 4630 Bochum.

Bonn:
Frauenforum, Endenicherstr. 51, 5300 Bonn.
Frauen formen ihre Stadt, Bonner Talweg 680, 5300 Bonn, Tel. (02 21) 21 05 73.
Frauen helfen Frauen, Frauenhaus, Postfach 1 702 667, 5300 Bonn.
Lesbengruppe, c/o Kader/Hesseler, Wilhelm-Mittelmeier-Str. 34a, 5205 St. Augustin 3, Tel. (0 22 41) 2 96 11.

Braunschweig:
Frauenzentrum, Petritorwall 1, 3300 Braunschweig, Tel. (05 31) 4 35 64.

Bremen:
Frauenzentrum, Auf den Häfen 16/17, 2800 Bremen.
Lesbengruppe, c/o C. Müller, Postfach 103 021, 2800 Bremen 1.

Darmstadt:
Frauenzentrum, Lauteschlägerstr. 42–44, 6100 Darmstadt, Tel. 7 96 95.

Delmenhorst:
Frauengruppe – Petra Seling, Hunderster Weg 16, 2870 Delmenhorst.

Dortmund:
Frauenaktion (FAD), Junggesellenstr. 16, 4600 Dortmund, Tel. (02 31) 57 40 40.

Düsseldorf:
Frauenzentrum, Erkrather Str. 265, 4000 Düsseldorf, Tel. 78 38 29.

Duisburg:
Frauenzentrum, Walzenstr. 20, 4100 Duisburg-Hochfeld, Tel. (02 03) 66 02 21.

Erlangen:
Frauenzentrum, Nürnberger Str. 74, 8520 Erlangen.

Essen:
Frauenzentrum, Frohnhauser Str. 271, 4300 Essen.

Esslingen:
Frauenzentrum, Blarerplatz 4, 7300 Esslingen.

Flensburg:
Frauenwerkstatt, Toosbüysstr. 23, 2390 Flensburg.
Frauengruppe, Hochstr. 13, 2390 Flensburg.

Frankfurt:
Frauenzentrum, Landgrafenstr. 13, 6000 Frankfurt, Tel. (06 11) 77 82 88.

Freiburg:
Frauengruppe, Luisenstr. 5, 7800 Freiburg.

Gießen:
Frauenzentrum, Ludwigstr. 44, 6300 Gießen.
Demokratische Fraueninitiative, Kontakt: Sigrid Thäter, Steinstr. 43, 6300 Gießen, Tel. 3 18 93.

Gladbeck:
Frauengruppe – Bärbel Klatt, Hochstr. 17, 4390 Gladbeck, Tel. 2 15 37.

Göttingen:
Frauenzentrum, Rote Str. 40, 3400 Göttingen.

Gütersloh:
Frauenzentrum, Bismarckstr. 46, 4830 Gütersloh.

Gummersbach:
Frauengruppe – Kontakt: M. Jähnig, Hohmicker Weg 4, 5270 Gummersbach, Tel. 6 16 81.

Hagen:
Frauenladen, Märkischer Ring 94, 5800 Hagen, Tel. 2 81 51.

Hamburg:
Frauenzentrum, Langenfelder Str. 64d, 2000 Hamburg 50.
Gruppe „Arbeit und Lohn" – Kontakt: Brunhild Krüger, Hegestr. 29, Tel. (0 40) 4 83.
Rosita Strackhaar, Mildestieg 23, Tel. (0 40) 61 37 91.
F.R.A.U. e.V., Geschwister-Scholl-Str. 18, 2000 Hamburg 20.
LENE-Lesbennest – Kontakt: Tel. 6 30 63 49 Heidi, 4 39 89 06 Dagmar.

Hameln:
Frauenladen, Neue Marktstr. 27, 3250 Hameln.

Hamm:
Frauengruppe, Marktplatz 15a, 4700 Hamm (in den Räumen des Arbeitskreises).

Hanau:
Frauenzentrum, Jahnstr. 28, 6450 Hanau.

Hannover:
Frauenzentrum, Nieschlagstr. 26, 3000 Hannover, Tel. 47 18 81.
Iff-Informationen für Frauen, Blumenstr. 43, 3000 Hannover, Tel. 2 13 17.

Heide:
Frauengruppe – Kontakt: Elke, Tel. 7 24 01; Regine, Tel. 9 44 64.

Heidelberg:
Frauenzentrum, Dreikönigstr. 10, 6900 Heidelberg.
Lesbengruppe – Postanschrift: Lesbengruppe beim Frauenbuchladen, Friedrich-Ebert-Anlage 51b, 6900 Heidelberg.
Frauentreff Heidelberg-Kirchheim, Megenichstr. 12, 6900 Heidelberg, Tel. (0 62 21) 7 78 26.
FhF-„Frauen helfen Frauen" e.V., Postfach 102 343, 6900 Heidelberg.

Herford:
Frauenzentrum, Bielefelder Str. 1, 4900 Herford.

Hildesheim:
Frauenzentrum, Marienborner Str. 144, 3200 Hildesheim.

10. Unterrichtsstunde

Hofheim:
Frauentreffpunkt, Danziger Weg 12, 6238 Hofheim/Ts., Tel. (0 61 92) 2 48 13.

Husum:
Frauengruppe – Kontakt: Maren Erichsen, 2251 Tetenbüll, Tel. (0 48 62) 9 65.

Ingolstadt:
Frauengruppe – Kontakt: Eva-Maria Stark, Hopfengartenweg 1, 8070 Ingolstadt-Winden, Tel. (0 84 50) 6 70.

Iserlohn:
Frauengruppe – Engelbertstr. 1, 5860 Iserlohn.

Kaiserslautern:
Frauengruppe – Kontakt: Bärbel Mattisek, Pfaffenbergstr. 42, 6750 Kaiserslautern, Tel. (06 31) 1 95 12.

Karlsruhe:
Frauenzentrum, Schützenstr. 47, 7500 Karlsruhe.

Kassel:
Frauenzentrum, Goethestr. 44, 3500 Kassel.

Kiel:
Frauenzentrum, Gneisenaustr. 18, 2300 Kiel, Tel. (04 31) 80 23 61.

Koblenz:
Frauenzentrum, Andernacher Str. 1 (Lützel), 5400 Koblenz; Kontakt: Tel. (02 61) 3 32 92 (Agnes).
Frauenhaus – Monika Knopp, Ravensteynstr. 58, 5400 Koblenz, Tel. (02 61) 3 86 85.

Köln:
Frauenzentrum Ehrenfeld, Geisselstr. 44, 5000 Köln, Tel. (02 21) 52 18 06.
Frauenzentrum, Eifelstr. 33, 5000 Köln, Tel. (02 21) 32 17 92.

Konstanz:
Frauenzentrum, Gütlestr. 8, 7750 Konstanz.

Krefeld:
Frauenzentrum, Alexanderplatz 15, 4150 Krefeld.

Kusel:
Frauengruppe, c/o Rosie Keller, Burgweg 5, 6798 Kusel, Tel. 34 04.

Leverkusen:
Zentrum Frauen für Frauen, Mathildenhof, Berliner Str. 60, 5090 Leverkusen.

Lohmar:
Frauengruppe – Kontakt: Heike Geist, 5204 Lohmar 21 (Kreuznaaf), Haus 14.

Ludwigsburg:
Frauenzentrum, Wernerstr. 61, 7140 Ludwigsburg.

Lübeck:
Frauenzentrum – die Alternative, Hüxstr. 69, 2400 Lübeck 1, Tel. (04 51) 8 31 22.
Frauenhaus – Verein „Frauen helfen Frauen" e.V., Hundestr. 88, 2400 Lübeck 1, Tel. (04 51) 7 31 00.

Lüneburg:
Frauengruppe – Kontakt über Rosemarie Krüger, Von-Dassel-Str. 34, 3140 Lüneburg.

Mainz:
Frauenzentrum, Badergasse 2, 6500 Mainz 1, Tel. (0 61 31) 2 92 29.

Mannheim:
Frauenzentrum, Riedfeldstr. 24, 6800 Mannheim.

Marburg:
Frauenzentrum, Ackerhäuserallee 1B, 3550 Marburg.

Marl:
Frauengruppe, Kontakt: Anja Streletz, Siegfriedstr. 68, 4370 Marl.

Menden (Sauerland):
Frauengruppe, Papenhauser Str. 1, 5750 Menden.

Mettmann:
Frauengruppe, Mittelstr. 13, 4020 Mettmann, Tel. 2 41 42.

Mönchengladbach:
Frauengruppe – Kontakt: Martina Steinke-Fournell, Regentenstr. 202, 4050 Mönchengladbach, Tel. 2 31 47.

Moers:
Arbeitskreis Emanzipation, c/o Jutta Henke, Ulmer Str. 18, 4130 Moers.

Mosbach:
Frauenzentrum, Farbgasse geg. Käfertörle, 6950 Mosbach.

Mühlacker:
Frauenzentrum, Im Mühlehof 2, 7130 Mühlacker.

Mülheim a. d. Ruhr:
Frauenzentrum, Uhlandstr. 50, 4330 Mülheim.

München:
Frauenzentrum, Gabelsbergerstr. 66, 8000 München 2, Tel. (0 89) 52 83 11.
Frauenforum e. V., Adlzreiterstr. 27, 8000 München 2, Tel. (0 89) 76 83 90.
Frauentherapie-Zentrum, Auenstr. 31, 8000 München 5, Tel. (0 89) 7 25 25 50.
Förderkreis Feministische Partei, Pössenbacher Str. 3a, 8000 München 7, Tel. (0 89) 7 91 66 89.

Münster:
Frauenzentrum, Friedrich-Ebert-Str. 114, 4400 Münster, Tel. (02 51) 79 28 68.

Neu-Isenburg:
Frauenzentrum, Buchenbusch 29, 6070 Neu-Isenburg, Tel. (0 61 02) 3 43 38.

Neumünster:
Frauengruppe, Kieler Str. 18 (KOMM), 2350 Neumünster, Tel. (04 31) 1 47 65, 4 41 52.

Neuss:
Frauenzentrum, Kanalstr. 29, 4040 Neuss 1.

Nürnberg:
Frauenzentrum, Regensburger Str. 41, 8500 Nürnberg, Tel. (09 11) 46 50 60.

Nürtingen:
Frauenzentrum, Kirchstr. 21, 1. Stock, 7440 Nürtingen.

Oberhausen:
Frauenzentrum, Alstadener Str. 28, 4200 Oberhausen, Tel. 84 18 56.

Oldenburg:
Frauenzentrum, Donnerschweerstr. 56, 2900 Oldenburg.
Lesbengruppe im Frauenzentrum, Donnerschweerstr. 56, 2900 Oldenburg.

Osnabrück:
Frauenzentrum, Hasemauer 8, 4500 Osnabrück.

Paderborn:
Frauenzentrum, Theodor-, Ecke Ledebourstr., 4790 Paderborn.

Pirmasens:
Frauengruppe – Kontakt: Gabriele Tkatschur, Hauptstr. 24, 6781 Höheinöd, Tel. (0 63 33) 15 41.

Pforzheim:
Frauenzentrum, Westliche 293 (Brötzingen), 7530 Pforzheim.

Radolfzell:
Frauenzentrum, Friedrich-Weber-Str. 20, 3. Stock, 7760 Radolfzell.

Regensburg:
Frauenzentrum, Tändlergasse 7, 8400 Regensburg.

Reutlingen:
Frauenzentrum, Lederstr. 86, 7410 Reutlingen, Tel. 3 31 30.
Initiative homosexueller Frauen (IHF), Postfach 4, 7410 Reutlingen.

Rüsselsheim:
Frauenforum, Haßlochstr. 115 (DGB-Haus), 6090 Rüsselsheim.

Saarbrücken:
Frauenladen, Cecilienstr. 7, 6600 Saarbrücken, Tel. (06 81) 39 85 93.

Salzgitter:
Frauen in Not e.V. – Kontakt: Barbara Grochmann, Alter Mühlenweg 1, 3320 Salzgitter, Tel. (0 53 41) 6 26 81, 5 21 50, 6 43 82.

Solingen:
Frauenzentrum, Merscheider Str. 254, 5650 Solingen.

Speyer:
Frauenzentrum, Herdstr. 7, 6720 Speyer, Tel. 7 07 05.

Stuttgart:
Frauentreff, Wagnerstr. 38, 7000 Stuttgart.
Frauenzentrum, Kernerstr. 31, 7000 Stuttgart.

Trier:
Frauengruppe – Kontakt: Tel. 3 63 59, Gundi.

Tübingen:
Frauenzentrum, Haaggasse 34, 7400 Tübingen.

Ulm:
Frauenzentrum, Küfergasse 1, 7900 Ulm.

Unna:
Frauengruppe im Jugendzentrum Mitte, Massener Str., 4750 Unna.

Westberlin:
Frauenzentrum, Stresemannstr. 40, 1000 Westberlin 61, Tel. (0 30) 2 51 09 12.
Lesbisches Aktionszentrum (LAZ), Kulmer Str. 20a, 3. Hof, 1000 Westberlin 30, Tel. (0 30) 2 15 57 55.
L 74, Mariannenstr. 34, 3. Stock VH, 1000 Westberlin 36.
Sozialistischer Frauenbund Westberlin – Kontakt: Anna Abel, Fontanepromenade 10, 1000 Westberlin 61, Tel. (0 30) 6 91 17 18.

Wiesbaden:
Frauenzentrum, Adlerstr. 7, 6200 Wiesbaden.

Wilhelmshaven:
Frauenzentrum, Werftstr. 52, 2940 Wilhelmshaven.

Wolfsburg:
Frauengruppe – Kontakt: Anneliese Raschkowski, Helle 2, 3181 Heiligendorf, Tel. (0 53 65) 15 18.

Würzburg:
Frauenzentrum, Gertraudgasse 4, 8700 Würzburg.

Wuppertal:
Frauenzentrum, Stiftstr. 12, 5600 Wuppertal, Tel. (02 02) 44 99 68.

Die bestehenden Gruppen haben kein Monopol auf Frauenbefreiung. Wem sie nicht passen, sollte eine neue gründen!

Wenn diese Adressen nicht mehr stimmen, dann hilft ein Blick in einen der jährlich neu erscheinenden verschiedenen Frauenkalender oder in die monatlich erscheinende Berliner Frauenzeitschrift „Courage".

Männer-Emanzipation

In den letzten Jahren haben sich in vielen Orten Männer in Gruppen zusammengesetzt, um ihre Erfahrungen mit der Emanzipation auszutauschen. Die Gruppen entstanden in der Folge der Frauenbewegung. Diese Männer hatten und haben den Anspruch, ihre Rolle in der Beziehung zu anderen Menschen zu problematisieren, sich selbst von ihrer traditionellen Männerrolle zu emanzipieren.

Auffallend ist, daß diese Gruppen in der Regel nur etwa ein bis zwei Jahre nach Art von Selbsterfahrungsgruppen zusammenarbeiten, nur wenig Kontakt zu ähnlichen Gruppen haben, politisch kaum in Erscheinung treten, also kaum Öffentlichkeitsarbeit machen und nach ein bis zwei Jahren entweder auslaufen oder an den schwierigen Punkt geraten, wo es um die Sexualität zwischen den Männern in der Gruppe geht. Hier scheiden sich dann die Geister und die Körper. Deswegen gebrauchen wir auch nicht den Begriff „Männergruppen", wie es sich analog zu den „Frauengruppen" anböte. (81)

Manche dieser Gruppen grenzten sich ausdrücklich von der Schwulenbewegung ab, verhielten sich also anti-emanzipatorisch gegenüber der eigenen männlichen Sexualität; andere versuchten, mit der Schwulenbewegung zusammenzuarbeiten, oder wagten sich zumindest an ihr eigenes Schwulsein. In der Schwulenbewegung besteht gegenüber den Männern aus den Selbsterfahrungsgruppen erhebliches Mißtrauen.

Wir überprüften die aktuellen Adressenlisten solcher Gruppen. Es stellte sich heraus, daß die Listen aus den oben genannten Gründen sehr schnell veraltet sind, teilweise schon beim Druck der Veröffentlichung. Wir halten es deshalb für sinnlos, solche für den Leser und die Leserin nicht sehr nützlichen Adressen abzudrucken. Über die anderen Emanzipationsgruppen am Ort kommt man jedoch meist an die aktuellen Adressen heran.

Adressen der Schwulengruppen in der BRD und Westberlin (82)

Aachen:
Aachener Printenschwestern, c/o Teehaus, Königstr. 14–16, 5100 Aachen.

Bielefeld:
Initiativgruppe Homosexualität Bielefeld (IHB), c/o AStA der Universität, Postfach 8640, 4800 Bielefeld 1.

Bochum:
Schwule Gruppe Bochum (SCHWUB), Postfach 250 549, 4630 Bochum 25.

Bonn:
gay liberation front – Aktionsgruppe Homosexualität Bonn (glf-AHB), Postfach 300 513, 5300 Bonn 3.

Braunschweig:
Arbeitsgruppe Homosexualität Braunschweig (ahb), Postfach 1164, 3300 Braunschweig.

Bremen:
Homosexuelle Interessengemeinschaft Bremen (HIB), c/o Siggi Backhaus, Ansbacher Str. 40, 2800 Bremen 1.
Schwule Aktion Bremen (SCHWAB), Postfach 101 643, 2800 Bremen 1.

Dortmund:
Schwule Aktion Dortmund (SAD), c/o KCR e.V., Dorstfelder Hellweg 32.

Düsseldorf:
Homosexuelle Interessengemeinschaft Düsseldorf (HID e.V.), Postfach 4201, 4000 Düsseldorf 1.
Düsseldorfer Arbeitskreis „Homosexualität und Gesellschaft", Postfach 407, 4000 Düsseldorf 12.

Essen:
Homosexuelle Initiative Essen (HIE), Postfach 658, 4300 Essen 1.
Rosa Aktionsgruppe Essen (RAGE), c/o Jürgen Lamers, Frohnhauser Str. 271, 4300 Essen 1.

Frankfurt:
Schwulenzentrum „Anderes Ufer", Gaußstr. 41, Ecke Mercatorstr., 6000 Frankfurt, Tel. (06 11) 49 21 11.

Freiburg:
FREISCHWUL, c/o Buchladen Jos Fritz, Wilhelmstr. 15, 7800 Freiburg.

Gießen:
Gruppe H, Postfach 5501, 6300 Lahn-Gießen.

Göttingen:
H. A. G., c/o social work, Nikolausberger Weg 17, 3400 Göttingen.

Hamburg:
Homosexuelle Aktion Hamburg (HAH), c/o Thomas Grossmann, Postfach 302 046, 2000 Hamburg 36.
Gay Liberation Center (GLC), c/o Schmolinski, Postfach 602 551, 2000 Hamburg 60.

Hannover:
Niedersächsischer Arbeitskreis „Homosexualität und Gesellschaft", Postfach 5511, 3000 Hannover 1.
Aktionsgruppe Homosexualität Hannover (HSH), Postfach 4722, 3000 Hannover 1.

Heidelberg:
Homo Heidelbergensis (HH), c/o J. Runge, Postfach 104 572, 6900 Heidelberg 1.

Karlsruhe:
HGK, c/o G. Uttrecht, Postfach 6921, 7500 Karlsruhe.
English Speaking Gays (E.S.G.), Postfach 6526, 7500 Karlsruhe 1.

Kassel:
Schwule Gruppe Kassel (SGK), c/o ESG, Goethestr. 96, 3500 Kassel.

Kiel:
Homosexuelle Aktionsgruppe Kiel (HAKI), Postfach 1965, 2300 Kiel 1.

Köln:
glf e.V. Köln, Postfach 290 151, 5 Köln; Clubraum: Marienplatz 3–5.
Schwule Aktion Köln (SAK), c/o Humane Sexualität e.V., An der Schanz 2/24.4, Postfach 260 208, 5000 Köln 60.

Konstanz:
Homosexuelle Initiative Konstanz (HIK), Postfach 5542, 7750 Konstanz.

Lahr/Baden:
Homosexuelle Info-Gruppe Ortenau/Baden (HIOB), Postfach 1171, 7630 Lahr.

Lüneburg:
Homosexuelle Interessengemeinschaft (HIG), Postfach 1851, 3140 Lüneburg.

Mainz:
Initiative Homosexualität Mainz e.V. (IHM), Postfach 2503, 6500 Mainz 1 (MZ-Zahlbach), Backhaushohl 7.

Mannheim:
SCHAM, c/o Hans Seyfahrt, Postfach 2003, 6800 Mannheim 1.

Marburg:
Homosexuelle Aktionsgruppe (HAG), c/o AStA, Erlenring 5, 3550 Marburg.

München:
HAM (Teestube KCH e.V.), Postfach 430 721, 8000 München 43.
AG Schwule in Bewegung, c/o Fliegenpilz, Postfach 869, 8000 München 1.
Verein für sexuelle Gleichberechtigung (VSG e.V.), Postfach 801 928, 8000 München 80, Weißenburger Str. 26.
Arbeitsgruppe „Rat und Tat", Landwehrstr. 11, 8000 München 2, oder c/o VSG e.V.

Münster:
Homosexuelle Gruppe, c/o AStA, Schloßplatz 1, 4400 Münster.
Homosexuelle Initiative Münster (HIM), c/o PTZ, Geiststr. 41, 4400 Münster.

Nürnberg:
Initiativgruppe zur Neugründung der Homosexuellen Aktionsgruppe Nürnberg (ign), c/o Wolfgang Kaden, Waldstromerstr. 10, 8500 Nürnberg 14.

Osnabrück:
Aktionsgruppe Homosexualität Osnabrück (AHO), Postfach 1141, 4500 Osnabrück.

Pforzheim:
Initiativgruppe Homosexualität Pforzheim (IHPF), c/o Andreas Feßer, Hohenzollernstr. 34, 7530 Pforzheim.

Saarbrücken:
Kommunikationskreis Homosexualität, Postfach 12, 6600 Saarbrücken.

Salzgitter:
„Rosa Hühner", c/o Verein zur Förderung von Kultur und Kommunikation e.V., An der Schölke 5, 3320 Salzgitter 1

Siegen:
Schwule Initiative Siegen (SIS), Postfach 223 113, 5900 Siegen 22.

Stuttgart:
Initiativgruppe Homosexualität Stuttgart (IHS), Postfach 358, 7000 Stuttgart 1.
Rosa Funke, c/o Andy Schwab, Störzbachstr. 5, 7000 Stuttgart 1.

Trier:
Gruppe H, c/o Dr. Jörg Müller, Postfach 2951, 5500 Trier.

Tübingen:
Initiative Homosexualität Tübingen (IHT), Postfach 1772, 7400 Tübingen.

Westberlin:
Schwulenzentrum „Rosa Winkel", Kulmer Str. 20a, 3. Hof, 4. Stock, 1000 Westberlin 30, Tel. (0 30) 2 15 37 42.
Allgemeine Homosexuelle Arbeitsgemeinschaft e.V. (AHA), Suarezstr. 50–51, 1000 Westberlin 19, Tel. (0 30) 3 24 57 77.

Wuppertal:
Initiativgruppe Homosexualität Bergisch-Land e.V. (IHBL), Postfach 131 831, 5600 Wuppertal 13.

Würzburg:
Würzburger Homosexuelle Aktionsgruppe (WÜHST), c/o Sprecherrat der Universität, Jahnstr. 1, 8700 Würzburg.

Überregional:
Forum Homosexualität und Sozialwissenschaften; Kontakt: Rüdiger Lautmann, Schubertstr. 22, 2800 Bremen 1, Tel. (04 21) 34 68 42.

Nationale Arbeitsgruppe Repression gegen Schwule (NARGS); Kontakt: Stefan Reiß, Postfach 104 531, 6900 Heidelberg 1.

Homosexuelle und Kirche (HUKI), c/o Heinz Brink, Barbarossastr. 63, 1000 Westberlin 30, Tel. (0 30) 2 16 26 82.

Diese Adressenliste wird halbjährlich von der glf-AHB Bonn (Postfach 300 513, 5300 Bonn 3) aktualisiert und ist dort gegen mindestens 1,– DM in Briefmarken erhältlich.

Demonstration für homosexuellen Lehrer im Rathaus

Mit Spruchbändern, Plakaten und Sprechchören demonstrierten gestern mittag etwa 200 Schülerinnen und Schüler der Otto-Suhr-Hauptschule an der Reichenhaller Straße in Wilmersdorf für ihren Lehrer Rainer Koepp (24). Der Grund: Rainer Koepps Vertrag wurde nicht verlängert.

Die Begründung des Schulamtes: Sein offenes Bekenntnis vor den Schülern, er mache aus seinen homosexuellen Neigungen kein Geheimnis, sei als Propaganda für die Homosexualität zu werten. Es bestehe die Gefahr, daß sich der Lehrer an Schülern vergreifen könnte.

Anders als das Schulamt sehen die Schüler und Elternvertreter das Bekenntnis des Lehrers. Für sie ist die Veranlagung Rainer Koepps kein Grund für einen Verweis von der Schule. Das wurde während des Demonstrationszuges zum Rathaus Wilmersdorf deutlich, bei dem Plakate auf den Lehrermangel im allgemeinen und auf die Beliebtheit dieses Lehrers im besonderen aufmerksam machten.

Im Innenhof des Rathauses am Fehrbelliner Platz sammelten sich die Schülerinnen und Schüler etwa gegen 11 Uhr 30. Eine Delegation von zwei Mädchen und zwei Jungen machte im Büro des Bürgermeisters ihren Standpunkt klar. Bezirksbürgermeister Heribert Baumann (CDU), Volksbildungsstadtrat Gero Luckow (CDU) sowie Wilmersdorfs leitender Schulrat Gusteffe von Knobelsdorff ließen erkennen, daß man nicht geneigt sei, eine andere Entscheidung zu treffen. Die Schüler wollen sich jetzt an den Senator für Schulwesen, Gerd Löffler, wenden und einen Termin mit dem Regierenden Bürgermeister Klaus Schütz erreichen.

Stadtrat Gero Luckow: „Die Schule ist nun mal keine Plattform für die Verkündung einer bestimmten Lebensform, denn die Einrichtung Schule ist keine Privatangelegenheit. Ich habe gegenüber den Minderjährigen eine Schutzfunktion zu erfüllen. Der Verpflichtung komme ich nach."

Der Bezirks- und Fraktionsvorsitzende der FDP Wilmersdorf, Jürgen Dittberner, gab seiner Bestürzung über das Verhalten Stadtrat Gero Luckows Ausdruck. Luckow lade durch seine Maßnahme und ihre Erläuterungen in der Öffentlichkeit zur Unaufrichtigkeit und Heuchelei in unserem Staat ein. Dittberner stellte sich voll hinter die Forderungen der Schüler, den Lehrer nicht zu entlassen. Die FDP Wilmersdorf werde prüfen, ob sie bei der Sitzung der Bezirksverordneten-Versammlung am 10. Oktober den Rücktritt Luckows fordern werde. **T.C.**

(83)

Bild von Demonstration für entlassenen schwulen Lehrer

Foto: Ralf Dose

10. Unterrichtsstunde

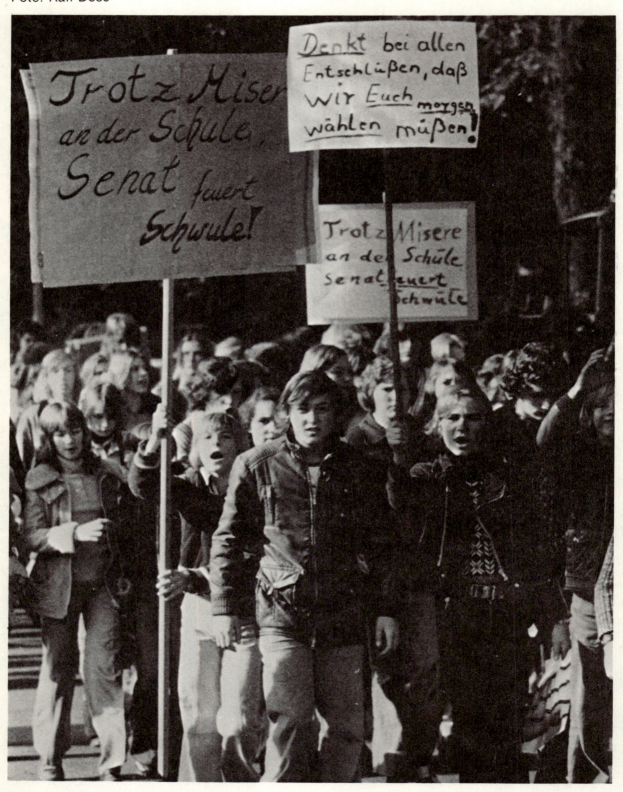

Schüler der Otto-Suhr-Schule (Westberlin) demonstrieren für ihren entlassenen schwulen Klassenlehrer.

Anmerkungen

1 — Marcuse, Herbert: Der eindimensionale Mensch. (Luchterhand) Berlin, Neuwied 1967
2 — Reiche, Reimut: Sexualität und Klassenkampf. (Fischer) Frankfurt (M.) 1968
3 — Reiche, Reimut: a.a.O.
4 — Reiche, Reimut: a.a.O.
5 — Die Kinder der schweigenden Mehrheit. Bericht von dem zweiten Intensivseminar der Christen für den Sozialismus in Merten (Sieg) (22.–25. 2. 1974), S. 17 f.
6 — Kentler, Helmut: Sexualerziehung. (Rowohlt) Reinbek 1974[6], S. 107
7 — Kentler, Helmut: Repressive und nichtrepressive Sexualerziehung. Zit. n.: Die Kinder der schweigenden Mehrheit, a.a.O., S. 20
8 — Kentler, Helmut: Kindersexualität. In: Will McBride/Helga Fleischhauer-Hardt: Zeig Mal! (Jugenddienst) Wuppertal 1974, S. 5
9 — Kentler, Helmut: Kindersexualität, a.a.O., S. 5 f.
10 — Kentler, Helmut: Kindersexualität, a.a.O., S. 6
11 — Freud, Anna: Psychoanalyse des Kindes. (Raubdruck) o. J., S. 10
12 — Freud, Anna: a.a.O., S. 25
13 — Freud, Anna: a.a.O., S. 26
14 — Freud, Anna: a.a.O., S. 30
15 — Dreher, Eduard: Strafgesetzbuch. (Beck) München 1975[35], S. 870 f.
16 — Kentler, Helmut: Eltern lernen Sexualerziehung. (Rowohlt) Reinbek 1975, S. 33
17 — McBride, Will, und Helga Fleischhauer-Hardt: Zeig Mal! (Jugenddienst) Wuppertal 1974, S. 52 f.
18 — Kentler, Helmut: Eltern lernen Sexualerziehung, a.a.O., S. 32
19 — Schwarzer, Alice: Der „kleine Unterschied" und seine großen Folgen. Frauen über sich – Beginn einer Befreiung. (S. Fischer) Frankfurt (M.) 1975[2], S. 227
20 — Schwarzer, Alice: a.a.O., S. 180
21 — Reiche, Reimut: Sexualität und Klassenkampf, Zur Abwehr repressiver Entsublimierung. Frankfurt (M.) 1968
22 — Kattmann, Ulrich: Sexualität des Menschen. Didaktischer Kommentar. (Jugenddienst) Wuppertal 1973, S. 22
23 — Wahrig: Deutsches Wörterbuch. (Bertelsmann) Gütersloh 1974, S. 1332
24 — Wahrig: a.a.O., S. 2355
25 — Schrader-Klebert, Karin: Die kulturelle Revolution der Frau, in: Kursbuch 17 (Frau, Familie, Gesellschaft), S. 8, Berlin 1969 (Raubdruck: Paco Press)
26 — Schwarzer, Alice: a.a.O., S. 53 f.
27 — Schwarzer, Alice: a.a.O., S. 181
28 — Schwarzer, Alice: a.a.O., S. 182
29 — Schwarzer, Alice: a.a.O., S. 183
30 — Schwarzer, Alice: a.,a.O., S. 189 f.
31 — Gindorf, Rolf: Sexualität und Gesellschaft. Zur Homosexuellen-Ideologie. In: vorgänge, 12, (Beltz) Weinheim 1970, S. 441
32 — Sexualerziehung in Rheinland-Pfalz. Richtlinien, Erläuterungen und Literaturhinweise für Eltern, Lehrer und Schüler. In: Kulturpolitik in Rheinland-Pfalz, H. 4, Grünstadt 1970, Hrsg.: Ministerium für Unterricht und Kultus, Rheinland-Pfalz, S. 25
33 — Borneman, Ernest: Sex im Volksmund. Der obszöne Wortschatz der Deutschen. 2. Wörterbuch in Sachgruppen. (Rowohlt) Reinbek 1974, 26.25
34 — Schwarzer, Alice: a.a.O., S. 200
35 — Schwarzer, Alice: a.a.O., S. 201
36 — Doormann, Lottemi: Der heimliche Faschismus der Esther Vilar oder Jedes Ausbeutungssystem hat seine Kollaborateure, in: Demokratische Erziehung, 1. Jg., H. 2, Köln 1975, S. 53
37 — Gindorf, Rolf: a.a.O., S. 441
38 — Schäfer, Sigrid: Sexuelle und soziale Probleme von Lesbierinnen in der BRD. In: Ergebnisse zur Sexualforschung. Hrsg.: Eberhard Schorsch und Gunter Schmidt, Köln 1975, S. 303
39 — Dannecker, Martin, und Reimut Reiche: Der gewöhnliche Homosexuelle. Eine soziologische Untersuchung über männliche Homosexuelle in der Bundesrepublik. (S. Fischer) Frankfurt (M.) 1974
40 — Dannecker, Martin, und Reimut Reiche: a.a.O., S. 38 f.
41 — Zitat: Dannecker, Martin, und Reimut Reiche: a.a.O., S. 31
   Tabelle: Dannecker, Martin, und Reimut Reiche: a.a.O., S. 30 bzw. 63, Schäfer, Sigrid: a.a.O.
42 — Text: vgl. Dannecker, Martin, und Reimut Reiche: a.a.O., S. 42
   Tabelle: Dannecker, Martin, und Reimut Reiche: a.a.O., S. 42
   Schäfer, Sigrid: a.a.O., S. 317

43 – Dannecker, Martin, und Reimut Reiche: a.a.O., S. 65
44 – Dannecker, Martin, und Reimut Reiche: a.a.O., S. 36
45 – Dannecker, Martin, und Reimut Reiche: a.a.O., S. 55
46 – Affemann, Rudolf: Geschlechtlichkeit und Geschlechtsbeziehung in der modernen Welt. (Mohn) Gütersloh 1970, S. 168
47 – Hocquenghem, Guy: Das homosexuelle Verlangen. München 1974, S. 46, 9
48 – Dannecker, Martin, und Reimut Reiche: a.a.O., S. 62
49 – Neue Juristische Wochenschrift, H. 23, 1957, S. 865 ff.
50 – Neue Juristische Wochenschrift, H. 23, 1957, S. 866 f.
51 – „Speijer-Report". Gezondheidsraad: Inzake homoseksuele relaties met minderjarigen, in het bijzonder met betrekking tot artikel 248bis van het wetboek van strafrecht. Zitting 1969–1970 (10 346), S. 3 ff. Deutsch: Gutachten des Gesundheitsrates für das Niederländische Parlament, Sitzungsperiode 1969–70. Zur Streichung des § 248 aus dem Strafgesetzbuch.
Eine deutsche Übersetzung ist seit Februar 1976 erhältlich bei: „Schweizerische Arbeitsgemeinschaft Pädophilie", Postfach 138, CH-3000 Bern 9, Schweiz
52 – Dannecker, Martin, und Reimut Reiche: a.a.O., S. 61
53 – Dannecker, Martin, und Reimut Reiche: a.a.O., S. 35
54 – Kerscher, Karl-Heinz Ignatz: Erziehung und Sexualität. Zu den Grundlagen einer emanzipatorischen Sexualpädagogik. (Achenbach) Gießen, Lollar 1974, S. 147 f.
55 – Kinsey, Alfred C., et al.: Das sexuelle Verhalten des Mannes. Frankfurt (M.) 1964
56 – Spanner, Ludwig: Homosexualität (Lesbische Liebe). In: Handreichungen zur Sexualerziehung, C/9. (FPI) Braunschweig Sept. 1972, o. S.
57 – Hoffmann, Martin: Die Welt der Homosexuellen. (Fischer) Frankfurt 1971, S. 39
58 – Frauenliebe. Texte aus der amerikanischen Lesbierinnenbewegung. (Oktoberdruck) Berlin 1975, S. 110 (Hrsg.: LAZ, Berlin)
59 – vgl. de Beauvoir, Simone: Das andere Geschlecht. (Rowohlt) Reinbek 1974
60 – vgl. Holzkamp, Klaus: Sinnliche Erkenntnis. (Fischer) Frankfurt (M.) 1973, insbes. S. 233–264
61 – Freud, Sigmund: Abriß der Psychoanalyse. (Fischer) Frankfurt (M.) 1972, S. 14 f.
62 – „Polaritätenprofil" oder „semantic differential" nach Osgood, Suci und Tannenbaum. Näheres in: Peter R. Hofstätter: Sozialpsychologie, (Gruyter) Westberlin 1967, S. 73 ff.
63 – Mensch Mädchen! Grips Hefte zur Nachbereitung mit Textbuch VI. Berlin 1975, S. 10 und 47
64 – Pinl, Claudia: Frauenarbeit. In: vorgänge, 8, Women's Lib in der Bundesrepublik. (Beltz) Weinheim 1974, S. 58
65 – V illustriert. Bonn-Bad Godesberg, 1, 1975, S. 82
66 – Brandt, Gisela, et al: Zur Frauenfrage im Kapitalismus. Frankfurt (M.) 1973, S. 61
67 – Pinl, Claudia: a.a.O., S. 65
68 – V illustriert, a.a.O., S. 82
69 – Pinl, Claudia: a.a.O., S. 60
70 – Pross, Helge: Über die Bildungschancen von Mädchen in der Bundesrepublik Deutschland. (Fischer) Frankfurt 1972[4], S. 11
71 – Pross, Helge: a.a.O., S. 17
72 – Pinl, Claudia: a.a.O., S. 62
73 – Brandt, Gisela: a.a.O., S. 72
74 – Brandt, Gisela: a.a.O., S. 66
75 – Brandt, Gisela: a.a.O., S. 66
76 – V illustriert, a.a.O., S. 82
77 – Frankfurter Rundschau, 26. 9. 74, S. 4
78 – BILD-Zeitung (Berliner Ausgabe), 21. 1. 73, S. 6
79 – BILD-Zeitung (Berliner Ausgabe), 18. 10. 75, S. 26
80 – Die Adressen der Frauengruppen wurden zusammengestellt nach Heft 1/79 der „Courage" und eigenen Recherchen
81 – vgl. hierzu: Rödner, Helmut: Männergruppen. Versuche einer Veränderung der traditionellen Männerrolle. Ursachen – Wege – Schwierigkeiten. (Editora Queimada) Westberlin 1976 und päd. extra, Themenheft „Männer – Irritation einer Rolle", Heft 2/1979
82 – Zusammengestellt nach dem Informationsdienst der westdeutschen Schwulengruppen, Stand Herbst 1978
83 – Berliner Morgenpost, 3. 10. 74

Pädagogik.

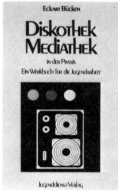
192 Seiten/DM 19,80

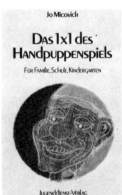
142 Seiten/DM 14,80

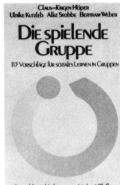
160 Seiten/7. Auflage/ DM 15,80

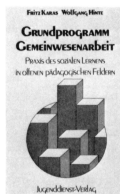
160 Seiten/DM 19,80

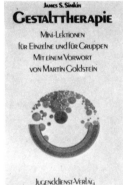
108 Seiten/DM 14,80

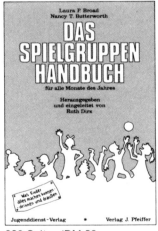
320 Seiten/DM 26,—

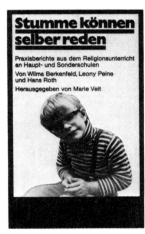
156 Seiten/DM 16,80

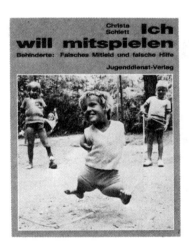
64 Seiten/DM 8,80

Jugenddienst-Verlag

Postfach 20 04 15 · 5600 Wuppertal 2

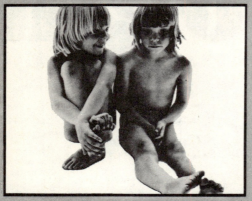

Zeig Mal!

Ein Bilderbuch für Kinder und Eltern. Fotografiert und getextet von Will McBride. Erklärt von Helga Fleischhauer-Hardt. Vorwort von Helmut Kentler. Jugenddienst.

196 Seiten, DM 22,80
Großformat
4. Auflage

„Den sexuellen Bedürfnissen der Kinder und Jugendlichen endlich zu ihrem Recht zu verhelfen ist das Hauptanliegen dieses Buches."
(Helga Fleischhauer-Hardt)

„Die geglückte Kombination aus Fotos und kurzen Texten, die aus spontanen Äußerungen der Kinder montiert sind, hilft Jugendlichen manchmal mehr, ihre Sexualität emotional zu bewältigen, als wortreiche Aufklärungsschriften es vermögen."
(Deutsche Jugend)

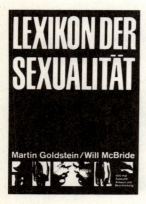

400mal Auskunft, Antwort und Beschreibung
224 Seiten, zahlreiche Fotos, DM 16,80
5. Auflage

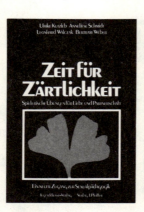

Spielerische Übungen für Liebe und Partnerschaft
Ein neuer Zugang zur Sexualpädagogik
184 Seiten, DM 20,-

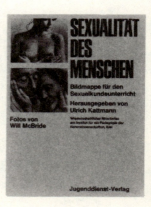

Bildmappe:
12 großformatige Fotos von Will McBride
DM 9,80
3. Auflage

Didaktischer Kommentar:
64 Seiten, DM 12,80
4. Auflage

Jugenddienst-Verlag

Postfach 20 04 15 · 5600 Wuppertal 2